齐鲁针灸医籍集成·现代Ⅵ

张永臣　贾红玲　校注

科学出版社
北　京

内 容 简 介

《齐鲁针灸医籍集成》(校注版)是在全面系统地收集、整理山东省古今医籍的基础上,加以分析、归纳、总结,从针灸理论、临床实践的角度,对遴选出的与针灸相关的医籍进行校注。本书选取现代名中医张善忱和张一民撰写的《针灸腧穴配方学基础》加以点校,以期为当今的针灸处方学提供借鉴价值。

本书可供中医院校师生、科研人员、临床医生和中医爱好者阅读参考。

图书在版编目(CIP)数据

齐鲁针灸医籍集成. 现代. Ⅵ/ 张永臣,贾红玲校注. —北京: 科学出版社,2017.6
ISBN 978-7-03-052627-4

Ⅰ. ①齐… Ⅱ. ①张… ②贾… Ⅲ. ①针灸学-中医典籍-汇编-中国-现代 Ⅳ. ①R245

中国版本图书馆 CIP 数据核字(2017)第 086872 号

责任编辑:朱 灵
责任印制:谭宏宇 / 封面设计:殷 靓

科学出版社 出版
北京东黄城根北街 16 号
邮政编码:100717
http://www.sciencep.com
南京展望文化发展有限公司排版
上海叶大印务发展有限公司印刷
科学出版社发行 各地新华书店经销

*

2017 年 6 月第 一 版 开本:B5(720×1000)
2017 年 6 月第一次印刷 印张:19 1/4
字数:280 000

定价: 65.00 元

(如有印装质量问题,我社负责调换)

谨以此书祝贺山东中医药大学建校六十周年、

针灸推拿学院建院三十周年！

《齐鲁针灸医籍集成》（校注版）丛书编委会

丛书序

中医学是中华文化的一部分，而针灸学又是中医学中的一块瑰宝。中医之术莫古于针灸，即起源较早；莫效于针灸，即有简便验廉之特点；莫难于针灸，即易学而难入、难精。现存较早的医籍《素问·异法方宜论》云："故东方之域，天地之所始生也。鱼盐之地，海滨傍水，其民食鱼而嗜咸，皆安其处，美其食。鱼者使人热中，盐者胜血，故其民皆黑色疏理。其病皆为痈疡，其治宜砭石。故砭石者，亦从东方来。"即针刺起源于我国东部地区，即山东一带。《孟子·离娄篇》云："犹七年之病，求三年之艾。"济宁市微山县、曲阜市出土的汉画像石上的针灸图定名为《扁鹊针灸行医图》，可以作为针刺起源和发展的佐证之一。

齐鲁针灸在我国针灸学发展史上具有重要的地位和作用，古代医家擅长针灸者如战国时期的扁鹊、西汉时期的淳于意、晋之王叔和、南宋之徐氏家族、金元之马丹阳、明之翟良、清之岳含珍与黄元御等，仁济齐鲁及周边地区。而汉代安徽的华佗游历山东、施医送药，金元时期河北的窦汉卿从师于滕县名医李浩，元代浙江名医滑伯仁从师于东平高洞阳，明代浙江针灸大家杨继洲也曾行医山东，湖北医家李时珍来山东考察药物兼以行医。近代民国名医黄石屏学医于山东，后闻名于海上。现代医家钟岳琦学于江南名家承淡安，张善忱为针灸事业殚精竭虑。而焦勉斋、郑毓桂、杜德五、李少川、臧郁文、马同如等医家，或为全国名医，或为地方名医，仁术惠民，教书育人，在齐鲁针灸史上增加了浓墨重彩的一笔。

中医之传承，借以书籍为先；古今之医籍，浩瀚博大纷杂。针灸之医籍，也是如此。特别是古代医籍，几经传抄，版本不一，刻印质量高低不等。今我校张永臣、宋咏梅、贾红玲等，对齐鲁针灸的历史进行了系统性研究，遴选出一些与针灸相关的医籍加以校注、出版，名之曰《齐鲁针灸医籍集成》(校注版)。本丛书从一个侧面整理、保存、传承了中医针灸文献，也从另一个侧面呈现了齐鲁针灸数千年的发展历程和各历史阶段所取得的成就，展示了齐鲁针灸的历史积淀，为我省乃至全国针灸事业的传承、发展和创新起到较好的作用。

然学海无涯，宜勤求古训而博采众方，精勤不倦方能博极医源。在丛书付梓之际，略述数语以嘉勉之！

中国针灸学会副会长

山东针灸学会原会长　　吴富东

山东中医药大学原副校长、教授、博士研究生导师

2016 年 9 月 10 日

前言

“山东”和“齐鲁”是历史上形成的地理名词，今日看来，二者所指地理范围大体相当，“齐鲁”是“山东”的代称。“山东”之名，古已有之，但地域范围不一。《战国策·秦策》有“当秦之隆……山东之国，从风而服”，山东指崤山、华山以东的地区。汉代将太行山以东的地区统称为“山东”，《山东通史》记载：西周、春秋时，山东属齐、鲁、曹、滕、薛、郯、莒及宋、卫国的一部分，战国后期属齐，其南北各一部分属楚、赵。秦统一全国后，在山东置齐郡、琅琊、胶东、济北、东海、薛郡、东郡等郡。西汉初，山东多为刘邦之子“齐王”刘肥的封地。汉武帝元封五年（公元前 106 年），山东分属青、兖、徐三州。东汉时，山东属青、徐、兖、豫四州。西晋时，山东属青、徐、兖、豫、冀五州。隋朝时，山东又归属青、徐、兖、豫四州。唐贞观初，全国为十道，河、济以南属河南道，以北属河北道。北宋分为二十四路，山东分属京东东路、京东西路。金大定八年（1168 年），置山东东西路统军司，山东正式成为地方行政区划。元朝时，分置山东东西道肃政廉访司及山东东西道宣慰司。明洪武元年（1368 年），置山东行中书省，治青州，后改置山东承宣布政使司。清代，将山东政区正式定为山东省。1949 年，徐州市直属山东省管辖，新海连（连云港）市属山东鲁中南行署管辖，1953 年 1 月，徐州市划归江苏省管辖。之后，山东地界未再发生大的变化。

而“齐鲁”之称，典籍历见，如《北史·儒林列传》云：伏生“教于齐鲁之间，学者由是颇能言《尚书》，诸山东大师，无不涉《尚书》以教矣。”“齐鲁赵魏，学者尤多；负笈追师，不远千里；讲诵之声，道路不绝。”齐鲁之号“山东”，殆自此始。《史记·三王世家》中汉武帝有“生子当置之齐鲁礼义之乡”的文化向往，《隋书·文学列传》有“齐鲁富经学”之言，宋代文学家苏辙言“吾本生西南，为学慕齐鲁”。这些反映出在复杂多变的历史长河中，齐鲁文化传承不息的生命力和对人们根深蒂固的文化影响，而齐鲁文化也影响着中医、针灸的发展，互相交融和促进。

针灸学是中华民族智慧的结晶，它是我国传统文化的一部分，现正逐渐为世界人民所接受，并为人民的健康发挥着重要的作用。针灸医籍对针灸的传承和发展有着非凡的作用，它是针灸学发源、发展的历史见证，是针灸学理论的重要载体，是发展、创新的基础，因此整理、保护针灸医籍具有深远的意义。作为针灸发源地的针灸工作者，有责任、有使命将现存针灸医籍发掘、收集、整理、出版、保护和利用，不仅能为国内外学者的针灸研究提供便利，也可为我国针灸文献研究总体水平的提高作出应有的成绩。此外，目前我国的针灸古籍存在分布分散的缺点，而有的针灸医家的手稿或者油印稿随着时间的流逝，有损毁、丢失的可能，如不及时系统整理和保护，诸多针灸文献将面临佚失的危险。齐鲁医家的针灸学术特点和成就在我国针灸学中占有重要的一席之地，各医家在理论上潜心研究，发皇古义，推陈出新；在学术上兼容并蓄，各抒己见，各有所长。而在学术著作方面，或重理论探讨，或重临床实践，或重专业知识传播，或重科普知识推广。作为中医学的一个缩影，齐鲁针灸具有明显的地域特色，它的内涵值得我们继续努力挖掘、开发、传承、利用和创新。

有感于此，我和我校中医医史文献学、针灸推拿学的宋咏梅、贾红玲等同道，在系统收集、整理与山东相关的古今医籍的基础上，选取价值较高的、与针灸相关的医籍或针灸专著加以校勘，并从理论、临床的角度加以简要注释，以丛书的形式出版，名之曰《齐鲁针灸医籍集成》(校注版)。以期本套丛书能比较完整和清晰地展现古今齐鲁针灸的成就和概貌，更好地整理、保存针灸文献，也为针灸临床、教学、科研提供一套比较完整的、与齐鲁针灸相关的参考书，同时对保存祖国针灸文化起到了积极的促进作用。虽曰集成，实不能全部包括进去，由于我们学术水平及其他客观条件所限，所收书籍数目也很有限。

为收集到较好、最有代表性的书籍，校注人员奔走于济南及其他城市的各图书馆、藏书楼，拜访民间藏书家，走访书籍原作者或其后人。为保证校注质量，校注人员不计报酬，不畏寒暑，抓紧点滴时间，认真点校，仔细注释，经过大量艰辛的劳动，基本成稿，我对编委会全体成员表示由衷的感谢；而对书籍原作者或其后人表示无尽的歉意，因为资金所限，未能支付稿酬，为了齐鲁针灸的今天和明天，他们的深明大义之举时刻撞击着我们的心灵，激励我们要做好本套丛书，出精品之作，永传齐鲁针灸文化。

本套丛书的出版，得到了学校领导和科研处、文献研究所、针灸推拿学院、图书馆、宣传部领导的大力支持，听取了刘玉檀、国培、张登部、吴富东、单秋华、刘光亭、孙学全、杨传义、张方玉等老师的宝贵建议，我校王振国、田思胜、韩涛、刘更生、汤继芹、刘江亭等老师，中国中医科学院针灸研究所的赵京生老师和南京中医药大学的张树剑老师均给予了热情鼓励、指导和帮助，相关工作人员为本丛书付出了大量的辛勤汗水，在此谨表示我们诚挚的感谢！

同时，也将此套丛书作为献给山东中医药大学建校六十周年和针灸推拿学院建院三十周年的礼物，深深感谢母校的教育和培养，也祝愿母校培养出更多的优秀人才，创造出新的辉煌！

点校此类图书，我们经验不足，加之学术水平有限，虽经几经努力，但书中定会存在这样、那样的不足、缺点和错误，恳请读者不吝赐教，批评指正。

张永臣

2016年10月29日于山东中医药大学

目录

《针灸腧穴配方学基础》

《针灸腧穴配方学基础》

原著　张善忱　张一民

校注说明

张善忱(1931～1983 年 11 月 8 日),原名张善臣,男,汉族,济阳县张新村人。1947 年 4 月,张善忱入济南广德堂针灸所学习针灸。1949 年 5 月,考取针灸执业资格,领取开业执照,在泉城执业,擅长针灸,兼及内科;1951 年 1 月,参与组建济南市第二联合诊所,任中医师;1952 年 11 月,任济南市第三联合诊所中医师;1958 年 4 月被选送到山东省中医进修学校进修学习,结业后留校任教。1960 年 2 月调入山东中医学院,先后担任助教、讲师、副教授、针灸教研室副主任、硕士研究生导师,山东中医学院附属医院针灸科副主任、副主任医师,兼任中华全国中医学会委员、中国针灸学会常务委员、卫生部针灸针麻专题委员会委员、卫生部学位委员会委员、卫生部高等医学院校教材编审委员会委员。他治学严谨,毕生致力于针灸学的教学、医疗、科研工作,理论造诣颇深,临床疗效卓著。在《中医杂志》《山东医刊》《山东中医药大学学报》等期刊上发表论文 20 余篇。1962 年起,他先后参加了《针灸疗法》《针灸甲乙经校释》《黄帝内经素问校释》《医学百科全书·针灸分卷》的编写,担任全国高等中医院校五版教材《针灸学》的副主编和《针灸学辞典》的编纂审定,编著《〈内经〉针灸类方语释》《针灸甲乙经腧穴重辑》。张善忱先生热心培养后学,张登部先生即为其学有所成的高足,还招收硕士研究生李历城、邵红旗、吕建平三人。

本书原书为油印本,作为卫生部针灸经络进修教育基地黑龙江祖国医药研究所(现黑龙江省中医药科学院)于 1984 年 5 月开办的全国针灸研究班的试用教材,由山东中医学院(现山东中医药大学)的张善忱和黑龙江省祖国医药研究所的张一民编写,分为上卷和下卷两册,今合为一册(缺跋)。本书为建国后研究腧穴配伍较早的著作,书中体现出编著者理论功底深厚,所选针灸配方实用,对当今针灸临床实践有很大的指导意义。

本次校注的具体原则:

1. 全书采用简体横排,加以现代标点符号。

2. 凡本书中异体字、俗写字、古字和一些名词和术语，如“腧穴”“输穴”“俞穴”“证候”以符合现代应用规范为准，均径改不出校。

3. 若显系底本有误、脱、衍、倒者，则据他书或本书前后文例、文义改之、补之、删之，并出校注明。若怀疑底本有误、脱、衍、倒者，则不改动原文，只出校，注明疑误理由。若底本因纸残致脱文字者，凡能据字形轮廓或医理可以大体判定出某字者，则补其字，或在注文中注明应补某字。

4. 本书中引录他书文献，虽有删节或缩写，但不失原意，不改。

5. 对难字、僻字、异读字，采用汉语拼音加直音的方法加以注音，并释字义；对费解的专用名词或术语加以注释；对通假字予以指明，并解释其假借义。

6. 从临床角度对书中有关内容加以注释，附以己见，供读者参考。

绪　言

针灸腧穴配方学也叫针灸处方学，是研究、阐述针灸腧穴配方的规律、方法及针灸的理、法、方、穴在临床上具体运用的一门学科。属于祖国医学针灸专业的重要内容之一，它既关系到中医的基本理论，又涉及临床各科。因此建立、发展和研究针灸的配穴原则和规律，是进一步加强理论联系实际的重要环节，对针灸临床确有积极的现实意义。

针灸腧穴配方，是以腧穴和刺灸方法为基础的。它以阴阳、五行、藏象、经络以及四诊八纲等中医基本理论为指导，在辨证施治的原则下，以腧穴、刺灸为基础，进行配穴处方。因此，必须是在掌握中医针灸基本理论和临床各科病证的基础上，才能灵活地掌握，巧妙地运用针灸处方，提高针灸临床的治疗效果。

针灸处方在临床上的应用，远在我们的祖先运用针灸治病防病之始，就孕育着针灸处方萌芽。人们治病是在“以痛为腧”的基础上，经过无数次的反复实践，逐步认识到每一腧穴，不仅具有“以痛为腧”这一普遍的共性，而且每个腧穴也具有它独有的相对的特殊性，即多数腧穴既有主治局部病变的作用，也有治疗全身病变的效果，以及某些腧穴对某一部位或某种病证所具有的特异性。例如：腹部的天枢穴能治腹泻，又能治大便秘结；内关能治心动过速，又能治心动过缓；大椎可以退热；人中可以醒神、急救等，再如四缝穴治疗单纯性消化不良远较其他腧穴为优。这些腧穴的特点是众所周知的客观事实。所以早在《内经》中就指出：“守数据治，勿失腧理①”，所谓“腧理’，就是腧穴的主治性能。为了更充分地发挥腧穴的主治性能，适应更复杂的病情，把几个主治性能相同、近似或不同的腧穴，进行适当地配伍、组合成方，同时运用，并给以适

① 守数据治，勿失腧理：见于《素问・疏五过论》，即“守数据治，无失俞理，能行此术，终身不殆。不知俞理，五脏菀热，痈发六腑。”

当的刺灸方法，使其功专力宏，治病的疗效更为确切，这就是我们所要研究针灸处方的关键所在。从“以痛为腧”到针灸处方的逐步形成，是经历了一个漫长而广泛的实践过程，是前人无数经验积累、总结的结果，是值得我们继承和发扬的。

针灸处方，在我国现存传世最早的中医文献《黄帝内经》中，据不完全统计虽只载有一百二十六个穴名，但却有针灸处方二百余个（包括单方和取两经以上而无穴名者），其中有大方和小方，也有奇方和偶方，如《灵枢・卫气失常》所载：“积于上，泻人迎、天突、喉中①；积于下者，泻三里与气街；上下皆满者，上下取之，与季胁之下一寸；重者，鸡足取之②。”这可以说是属于偶方、复方的典型例证。它的意思是说，卫气循行失常，留滞蓄积不行而发生疾病，若气蓄积在横膈以上的胸部，可使人胸部胀满、喘呼、逆息。在用针治疗时，应取人体上部的腧穴人迎、天突和喉中的廉泉，用泻法以祛其邪而导其滞。若蓄积在横膈以下的腹部，会出现胃中满闷，两胁撑胀。治疗时应取下部腧穴气冲、足三里，用泻法以泻其实而消其撑胀。若上、下具③病，出现胸满、喘呼、气逆，胃部胀满，两胁撑胀，就应上、下具取，两方合用，并应取在季胁之下的章门穴。病重时更宜用鸡足刺法。由此不难看出它不仅说明了两个主治不同的处方，根据病情变化的需要而配合成为一个处方进行施治，同时也说明在运用处方时还必须施以适当补泻手法，才能取得预期的效果。另外在《内经》的针灸处方中，还可看到它既有单针不灸的，亦有只灸不针的，更有针灸并用和有针药同施以及针灸与中医其他医疗方法相配合的，种种不同类型的针灸处方，堪称丰富多彩。若将它与中医方剂相比，在当时来讲，实有胜之而无不及。但有关这方面的宝贵遗产有些还有待于进一步整理、挖掘和提高。

汉唐而下，以至元明之际，历代对针灸处方均有发展。唐代孙思邈在《千金要方》中就说：“凡云孔穴主对者，穴名在上，症状在下，或一病有数十穴，或数病共一穴，皆临时斟酌作法用之……若针而不灸，灸而不针，皆非良医也，针

① 喉中：廉泉穴。

② 鸡足取之：即合谷刺，《灵枢・官针》云：“合谷刺者，左右鸡足，针于分肉之间，以取肌痹。”一针多向刺，即针刺得气后，将针提到皮下，向腧穴的左右上下各刺一针，并均匀提插捻转。

③ 具：此处应为“俱”，下同。

灸而药，药不针灸，尤非良医也，但恨下里问知针者鲜矣。”而孙氏的确非常重视针灸，他在《千金要方》中，分门别类地收载了大量唐代以前和唐代的针灸处方就有360余个(不包括单方)及丰富多彩的施灸方法。这对后世继承和发展针灸术，起到了重要作用，今天看来仍有重要意义。

到了宋元明时期，在针灸文献中，不仅载有大量的针灸处方，而且对针灸处方的深入研究，在当时亦是空前的。如元代杜思敬在《济生拔粹》中就说："其病并依穴针灸，或有不愈者，何[①]？……一则不中穴；二则虽中穴，刺之不及分；三则及其分，气不至出针；四则其气至，不明补泻。”针灸治病，通过望、闻、问、切这四诊，明确病情、病发部位和性质等得出诊断，决定治则，拟定处方。这一整个过程虽然无误，但在依方施治时，如果忽视了腧穴的正确位置，针刺深浅分寸的适度，气至的迟速，补泻的不同施术，甚至留针时间的长短等，都会直接影响着针灸治病效果。所以杜氏又说："凡针灸者，先详审脉候，观察病症，然后知其刺禁，辨其经络，穴道远近，气候息数，深浅分寸，其病刺之获时而愈矣，不可一途而取，不可一理而推之。”他说的是何等的深刻，实属至理，不能忽视。

另外，在这一时期，对针灸的有效处方也出现了便于背诵记忆的歌诀、歌赋等形式，如窦汉卿在《针灸指南·标幽赋》(以下简称《标幽赋》)所载："头风头痛，刺申脉与金门。眼痒眼痛，泻光明与地五。”又如王国瑞在《扁鹊神应针灸玉龙经、玉龙歌》(以下简称《玉龙歌》)载："肝家血少目昏花，肝俞之中补更佳，三里泻来肝血益，双瞳朗朗净无瑕。”“大便闭塞不能通，明海[②]分明在足中，更把支沟来泄动，方知医士有神功。”“中风不语最难医，顶门(囟会)发际亦堪施，百会穴中明补泻，即时苏醒免灾危。”以上诸方，了了数语，是有症有方，有法有穴，历经实践，多有效应。因此这些针灸名著，起金元、历明清，以至于今，均为医家所重视，如明代针灸医家杨继洲对《标幽赋》《玉龙歌》就做过注释。也有人将《玉龙歌》改撰为赋的，以期由博返约，执简驭繁，如《玉龙赋》开头就说："夫参博以为要，辑简而舍烦，总玉龙以成赋，信金针以获安。”又说："原夫卒暴中风，顶门百会……”这样一变对针灸处方的基本内容就更便于记忆了。至于金人何若愚

① 其病并依穴针灸，或有不愈者，何：以下几句分析效果不好的原因。

② 明海：此处应为“照海”。

的《子午流注针经》则是开创了按时配穴的方法，更是应该加以认真研究的。

到了明代，对针灸处方的歌赋，更是盛极一时，为当时一些针灸名著的重要组成内容，如高武的《针灸聚英》卷四，基本上全属于歌赋。其中除选载了前人的歌赋外，并撰写了《杂病歌》，他对“风病”“伤寒”“痰喘咳嗽”“腹痛胀满”“心、脾、胃”“头、面”“咽喉”“耳、目”“口、鼻”，以及“妇人”“小儿”等二十九类病症的针灸处方，均以歌诀的形式一一详加分述。如对“疟疾”的治疗载：“疟疾百会与经渠，前谷三穴实相宜，温疟中脘大椎穴，乃若痎疟治腰俞；假如疟疾发寒热，合谷液门商阳别，痰疟寒热后溪穴，兼治合谷随即歇……热多寒少间使中，再兼三里有神功，脾寒发疟大椎穴，间使乳根三穴同。”他如李梴的《杂病穴歌》，以及《针灸聚英》所载无名氏的《肘后歌》《百症赋》和杨继洲的《胜玉歌》等，所列的针灸处方，都是各有千秋，用之每能收效。其中有的已为目前针灸医家在临床必用之方，如《百症赋》载：“观其雀目肝气，睛明行间而细推……颊车地仓穴，正口㖞于片时。”《杂病穴法歌》载：“痢疾合谷三里宜，甚者必须兼中膂[①]”就是其例。

到了清代，针灸虽被满清政府压制、排斥，但在《医宗金鉴・刺灸心法》中的针灸内容，全是以歌诀的形式出现的，当然其中也包括不少临床常用有效的针灸处方，如载：“哑门风府只宜刺，中风舌缓不能言，颈项强急及瘈疭，头风百病与伤寒。”又：“听会主治耳聋鸣，兼刺迎香功最灵，中风瘈疭㖞斜病，牙床脱臼齿龈痛。”但是针灸处方完全撰成歌诀，虽有它便于诵读、记忆的有利方面，但也有它叙述困难，显得乏理少据、内容受限的不利因素，针灸处方虽不是文学作品，但也有的歌诀确实显得文词卑劣、俗不可耐，这就影响着它的发展。加之满清政府封建统治的束缚，一直到国民党的崇洋媚外，以致使正体[②]中医事业处于淹淹一息[③]的境地，当然针灸学术就更不能得到发展了。

中华人民共和国成立后，在国家的中医政策光辉照耀下，中医得到了空前发展，建立了针灸研究机构——针灸研究所，全国各地成立了中医学院，建立了针灸系，为了更好地继承发扬祖国医学遗产，加速培养人材，针灸腧穴配方学也将随着针灸学术的发展而提到必须认真研究的位置，并列入新的议事日

① 中膂：原文此处缺失，据《医学入门・杂病穴法歌》加。
② 正体：此处应为“整体”。
③ 淹淹一息：此处应为“奄奄一息”。

程，使针灸腧穴配方学逐渐成为一门有完整理论体系的学科，为人类的保健事业发挥更大的作用。

第一篇　针灸腧穴配方总论

针灸处方，是中医针灸理论与实践相结合的一个重要组成部分，它是由腧穴和针灸方法相互配合而成，所谓“腧有转输力，术有补泻分，方有合众妙，理法为方魂”。而方必由法出，其法则从理来。因此，必须全面地掌握中医基本理论、腧穴的性能、刺灸的方法、临床各种的病因病机、针灸施治原则等进行辨证论治，才能做到方从法立、穴由方出。在临床上依方施治，获取应有的效果。

第一章　针灸腧穴配方的基本内容

第一节　腧　　穴

腧穴或称“孔穴”“空穴”“气穴”“穴道”，《史记》称为“砭灸处”，目前也称作“穴位”。它是针灸处方的基本内容，针灸施术的重要部位。它是历代医家通过长期的反复实践，逐步积累总结出来的。在《内经》中虽有 365 穴之说，但实有穴名 126 个（此数与诸说有异，可能与统计标准有关）。《甲乙经》始载穴名 349 个。唐代在《千金要方》中所载奇穴近 200 个，但其“明堂三人图”所载腧穴与《甲乙经》之数并无出入。宋代的《铜人腧穴针灸图经》以及《十四经发挥》《针灸聚英》较《甲乙经》只增载了“青灵”“厥阴俞”“膏肓俞[①]”“背阳关[②]”“灵台”等五穴，即 354 穴。《类经图翼》《针灸集成》又增“中枢”“急脉”二穴，即有 356 个经穴。而《针灸资生经》《医学入门》《针灸大成》等，却较《图翼》多“督俞”

① 膏肓俞：即膏肓。
② 背阳关：即腰阳关的别名，也称脊阳关。

"眉冲""气海俞""关元俞""风市"等五穴，而少"中枢"和"急脉"，即实为359穴。《医宗金鉴》则增加了"中枢""急脉"，但无"眉冲"，而实有穴数为360个。至《针灸逢源》才将以上腧穴一一收入，即361穴（亦即目前全国统用的针灸学教材的腧穴数目）。详见下表（表一）。

表一　各书所载腧穴数目及变动情况

书名	所载穴数	穴位的变动												计增
		青灵	眉冲	厥阴俞	督俞	气海俞	关元俞	风市	膏肓	急脉	背阳关	中枢	灵台	
内经	126													
甲乙经	349													
千金要方	349													
资生经	359	0	0	0	0	0	0	0	0		0		0	10
铜人腧穴针灸图经	354	0		0					0		0		0	5
十四经发挥	354	0		0					0		0		0	5
针灸聚英	354	0		0					0		0		0	5
医学入门	359	0	0	0	0	0	0	0	0		0		0	10
针灸大成	359	0	0	0	0	0	0	0	0		0		0	10
类经图翼	356	0		0					0	0	0	0	0	7
针灸集成	356	0		0					0	0	0	0	0	7
医宗金鉴	360	0		0	0	0	0	0	0	0	0	0	0	11
针灸逢源	361	0	0	0	0	0	0	0	0	0	0	0	0	12
针灸学（四版）	361	0	0	0	0	0	0	0	0	0	0	0	0	12

上述各文献中所载的腧穴，并不完全等于该穴即首载其处，对此因非本书的范畴，在此就不一一细述了。

奇穴亦称"经外奇穴""奇腧"或"别穴"等，其名虽早载于《内经》，但为数甚少。至唐代始200余穴，其常用者在明代《针灸大成》只收载35个。建国后，随着针灸事业的发展，对奇穴的研究也屡见报道。因此，在针灸穴位配方学中，对奇穴的配穴原则和规律也应予以重视。

以上腧穴用于临床、组织处方时，最好是能用单穴治愈的病，就不取双穴；能用两个腧穴将病治好的，就决不用三个穴，这样既能减少病人的针刺灼灸之苦，又可免去烦琐重复和不必要的操作。这从古代针灸文献中来看，是不乏先例的。例如：在《内经》中说："凡三百六十五穴，针之所由行也①。"但从所载对疾病的治疗处方来看，却是取穴不多，并不是一个病取十几个穴，像韩信的兵将，多多益善，而要人们"先得其道，稀而疏之"，了解腧穴的性能，掌握选穴的要领，执简可以驭繁。《灵枢·九针十二原》篇就说："节之交，三百六十五会，知其要者，一言而终；不知其要，流散无穷。"明代针灸医家杨继洲也说："三百六十五络，所以言其烦也，而非要也；十二经穴，所以言其法也，而非会也。总而言之，则人身之气有阴阳，而阴阳之运有经络，循其经而按之，则气有联属，而穴无不正，疾无不除。譬之庖丁解牛，会则其腠，通则其虚，无假斤斫之劳，而倾刻无全牛焉。何也？彼固得其要也。故不得其要，虽取穴之多，亦无济于人；苟得其要，则虽会通之简，亦足以成功。"吴崑在《针方六集》也载："明医治病，必主官方，方必君臣佐使，药必精良炮制……刺家定其经穴，则官方也。穴有阴阳配合，则君臣佐使也。穴得即正，则精良……"因此，在针灸配穴时，首先要掌握腧穴的正确部位、配穴方法和它主治病证的基本规律（参见表二），以及腧穴针刺的深浅分寸、施灸的壮数等，均应一一牢记。

至于"原""络""募""五输""会""合"等穴的性能特点，更要熟谙。《灵枢·九针十二原》篇说，"五脏有六腑，六腑有十二原，十二原出于四关，四关主治五脏。五脏有疾，当取之十二原。"《灵枢·邪气脏腑病形》篇也说："荥输治外经，合治内腑。"《素问·长刺节论》篇更说："深专者，刺大脏，迫脏刺背，背俞也。"在临床上掌握了这些腧穴的特性和精简取穴的要领，就不会形成针海战术，给病人增添不必要的刺痛与灸灼之苦。明代李梴就说："百病一针为率，多则四针，满身针者可恶。"近代著名针灸医家承淡安先生说："治病取穴，在可能范围内，应尽量少取，做到精简疏针，避免多针滥刺，以期减少病者不必要的痛苦。"这是真知灼见，经验之谈。然而在选经用穴、组织针灸处方时，并不应单纯为了疏针而少取穴，为了穴精而不多针，在临床上往往因病情复杂，数病相兼，表里同病，虚实兼见，寒热错杂，或沉疴痼疾等，单穴就很难达到治疗的目的，这就需要根据腧穴的主治性能，进行选穴配方，或单穴独刺，或双穴并取，或数穴同用，加之施以恰当刺灸方法，才能适合复杂多变的病情，收到理想的疗效。

---

① 凡三百六十五穴，针之所由行也：见于《素问·气穴论》。

《灵枢·卫气失常》篇说："夫病变化，浮沉深浅，不可胜穷，各在其处，病间者浅之，甚者深之，间者小之，甚者众之，随交而调气。"这就清楚地说明针灸处方选穴的多少，不能单凭主观愿望出发，而必须是在"先得其道"的基础上，根据患者客观实际情况，结合针灸特点，随变而调之。在遣方选穴时可以依法组方，或运用成方，或参考成方，但不宜拘泥于成方，或机械地生搬硬套。机触于外，巧生于内，做到师其法而不泥其方，始可执有数之腧穴，而应万变之疾病。

表二　十四经腧穴主治规律表

手三阴经
- 太阴——胸、肺、喉部疾患。
- 厥阴——心、胸、胃部疾患及神志病。

手三阳经
- 少阴——心胸部疾患及神志病。
- 阳明——头、面、眼、耳、鼻、口腔部疾患及发热病。
- 少阳——头、耳、眼、颈、喉、胸胁部疾患及发热病。
- 太阳——头、面、眼、耳、肩部疾患，神志及发热病。

足三阴经
- 太阴——肠胃以及生育、泌尿疾患。
- 厥阴——生育、前阴、泌尿及胸胁、头目疾患。
- 少阴——生育、前阴、泌尿及咽喉部疾患。

足三阳经
- 阳明——前头、面、口齿、颈、肠胃部疾患及神志、热病等。
- 少阳——侧头、眼、耳、颈项、胸胁部疾患及热病。
- 太阳——后头、眼、项、背、腰脊、后阴部疾患及热病、神志病等。
- 任、督二脉——内脏、神志、热病及其所在部位的病症等。

第二节　刺　　灸

上面谈到，腧穴是针灸配方的基本内容，而刺灸与腧穴在针灸配方中确有相辅相成同样重要的地位。它既是属于针灸处方不可缺少的内容，又是发挥处方不同作用的主要手段。例如：《灵枢·五邪》篇所载："邪在肝，则两胁中痛，寒中，恶血在内，行善掣节，时脚肿，取之行间，以引胁下，补三里以温胃中，取血脉以散恶血，取耳间青脉以去其掣。"此方刺之不过四处，其中有补、有泻、有出血，如不补则不足以温胃，不泻则不能引胁下，不出血则难以散恶血。由此不难看出，腧穴在针灸处方中犹如方剂中之药物，刺灸补泻方法则犹如中医处方中的药物剂量、炮制，以至于煎服方法。吴昆曾明确指出：针刺"作用同方”，他说：“动退空歇迎夺右，皆泻也，犹方之青龙、白虎、陷胸、承气，有泻而无补也；推纳进搓随济左，皆补也，犹方之养荣、八珍、十全，有补而无泻也。”又说：“制合于法，则炮制也。”《灵枢》九针十二原篇说：“虚实之要，九针最妙，补泻之时，以针为之。”至于灸法，更是丰富多彩，有补有泻，必须熟悉其功用，掌握它的操作要领。如《灵枢·背腧》篇说：“气盛则泻之，虚则补之。以火补者，毋吹其火，须自灭也；以火泻者，疾吹其火，传其艾，须其火灭也。”由于灸法施术操作的不同，而有补泻之分①。至于各种灸法，如“隔姜灸”“隔盐灸”“隔蒜灸”“隔饼灸”“太乙针灸”“雷火针灸”和艾条灸等，其用各不同，均应注意。因此，同一穴位配方，每因针灸补泻操作的不同，而使配方产生不同甚至相反的作用。《灵枢·热病》篇载：“热病而汗且出，及脉顺可汗者，取之鱼际、太渊、大都、太白。泻之则热去，补之则汗出。”所以，王国瑞在他的《玉龙经》中所载每一病症的处方，均注明针刺的浅深分寸，补泻的先后、多少和施灸的壮数。如《玉龙歌》载“咳嗽喘息及寒痰，须从列缺用针看，太渊亦泻肺家实，此穴乃宜灸更安。”其注：“列缺针入三分，横向臂泻之，太渊泻之。”似此直到明代梅孤子高武对“汗”病的治疗，指的也是如此具体。他说，“多汗合谷补之先，后泻复溜汗即干，少汗先泻合谷穴，后补复溜病即痊。”由此不难看出，治疗“多汗”或“少汗”，其针灸的处方未变，只是对补泻施术方法加以变换即可。每一针灸处方，如不去正确考虑针灸的不同方法和恰当的技术操作，是不能发挥处方作用而达治疗的目的。在临床上根据“盛则泻之，虚则补之，热则疾之，寒则留之，陷下则灸之”“菀陈则除之”等针灸的基本治疗原则，通过辨证进行针灸处方时，必须熟悉、掌握刺灸的各种操作方法及其所产生的作用，使刺灸、腧穴有机地相互结合，始能成为有效的针灸处方，才能充分发挥针灸治病的作用，收到应有的预期效果。

第二章　针灸腧穴配方的主要依据

针灸治病，不是单纯的针对某些病因或某些证候进行治疗，而是在“天人

① 由于灸法施术操作的不同，而有补泻之分：后世多以《灵枢·背腧》的艾灸补泻为准则。

相应”的整体观念指导下，根据患者体质、年龄、生活环境和出现的具体病证，进行全面的综合分析，然后决定治则，选用施治方法。《素问·疏五过论》说：“圣人之治病也，必知天地阴阳，四时经纪，五脏六腑，雌雄表里，刺灸砭石，毒药所主，从容人事，以明经道，贵贱贫富，各异品理，问年少长，勇怯之理。审于分部，知病本始……”这不仅指出了“天人相应”的整体观念和中医“辨证论治”的特点，同时对腧穴的选用，针灸的宜忌，也起着重要的指导作用。具体说来在临床上需要掌握以下几个方面，才能处方有据，配穴有方。

第一节　辨阴阳

《素问·阴阳应象大论》说：“善诊者，察色按脉，先别阴阳。”《灵枢·寿夭刚柔》篇说：“审知阴阳，刺之有方……内合于五脏六腑，外合于筋骨皮肤。”阴阳是中医的基础理论之一，也是阴阳、表里、虚实、寒热八纲中的总纲。一般说来脏为阴、腑为阳；腹为阴、背为阳；在内者为阴，在外者为阳；病邪在表，属实，属热者为阳，病变在里，属虚，属寒者为阴。《灵枢·寿夭刚柔》篇更说：“阴中有阴，阳中有阳……是故内有阴阳，外亦有阴阳。在内者五脏为阴，六腑为阳；在外者，筋骨为阴，皮肤为阳。”临证时必先察明疾病是属阴、属阳，才能决定施治的原则。《素问·至真要大论》说：“谨察阴阳所在而调之，以平为期。”所以针灸处方配穴，必须根据阴阳的不同病变，进行组方配穴，例如《灵枢·寿夭刚柔》篇所载：“病在阴之阴者，刺阴之荥（穴）、输（穴）；病在阳（阳疑为阴之误）之阳者，刺阳之合（穴），病在阳之阴者，刺阳之经（穴）；病在阴（阴疑为阳之误）之阳者，刺络脉。”就是依据阴阳进行配穴处方的典范。《灵枢·终始》篇说：“阴盛而阳虚，先补其阳，后泻其阴而和之；阴虚而阳盛，先补其阴、后泻其阳而和之”，又说：“病先起于阴者，先治其阴而后治其阳；病先起于阳者，先治其阳而后治其阴。”这是根据阴阳不同病变，进行施治先后的例证。此外，在临床上还可根据阴阳的不同病症，采用“从阴引阳、从阳引阴、以左治右、以右治左”的原则和方法，进行针灸的遣方配穴。盖阴阳气血，内外左右，交相贯通，故可以从阴分而引阳分之邪，从阳分而引阴分之气，如杨上善说：“肝脏足厥阴之脉实，肝腑胆足少阳脉虚，须泻厥阴以补少阳，即从阴引阳也。若少阳脉实，厥阴虚，须泻少阳以补厥阴，即从阳引阴也。”所以说阴、阳是针灸处方配穴的主要依锯。

第二节 别脏腑

脏腑是人体的重要脏器，脏指心、肺、肝、脾、肾、心包，为阴。腑指胆、胃、大肠、小肠、膀胱、三焦，属阳。《素问·五脏别论》说：“所谓五脏者，藏精气而不泻也，故满而不能实。六腑者，传化物而不藏，故实而不能满也。”它概括地指明了脏腑的不同功能。脏、腑不仅关系到人体内脏本身的生理功能和病理变化，而且五官九窍、四肢百骸和精神思维活动等，也无一不与脏腑的生理功能有关。对此都必须一一洞悉。《素问·金匮真言论》载：“肝、心、脾、肺、肾，五脏皆为阴，胆、胃、大肠、小肠、膀胱、三焦，六腑皆阳……皆视其所在，为施针石也。”因此在临床上必须根据脏腑的不同病理变化，进行针灸处方配穴。《素问·咳论》说：“治脏者，治其俞；治腑者，治其合。”《灵枢·五邪》篇说：“邪在肾，则病骨痛阴痹。阴痹者，按之而不得，腹胀腰痛，大便难，肩背颈项痛，时眩。取之涌泉、昆仑，视有血者尽取之。”《灵枢·邪气脏腑病形》篇也说：“小肠病者，小腹痛，腰脊控睾而痛，时窘之后，当耳前热，若寒甚，若独肩上热甚，及手小指次指之间热，若脉陷者，此其候也。手太阳病也，取之巨虚下廉①。”

以上说明脏腑各有不同的病变，针灸治疗时就应该根据脏腑不同病证，选取各自不同的相应腧穴组成处方进行施治。另外，也可根据脏腑各自不同的生理特点，进行处方配穴。例如：肝藏血，开窍于目。临床上对血病、目疾，即可取肝经的有关腧穴为主组成处方。《标幽赋》载：“取肝俞与命门，使瞽士视秋毫之末。”杨继洲的《胜玉歌》载：“肝血盛兮肝俞泻。”《百症赋》说：“攀睛攻少泽、肝俞之所。”这都是说明依据与肝相关的藏象学说进行处方配穴的。又如，肾藏精，腰为肾之府，开窍于二阴，因此，临床上治疗遗精、滑泄、阳痿不举、肾虚腰痛、老人溲多等症，则应选取肾经有关腧穴组成针灸处方。《玉龙歌》载：“老人虚弱小便多，夜起频频更若何，针助命门真妙穴，艾加肾俞疾能和……肾

① 巨虚下廉：即下巨虚。

虚腰痛最难当，起坐艰难步失常，肾俞穴中针一下，多加艾火灸无妨。”所以说辨别脏腑是针灸处方的重要依据之一。

第三节 谙经络

经络内属于脏腑、外络于肢节，是人体内外沟通、上下联络、运行气血、濡养全身的一个主要通路。人体内外上下，各部组织器官，也无不借以构成一个有机的统一整体。《灵枢·本输》篇载：“凡刺之道，必通十二经络之所终始，络脉之所别处。”又《灵枢·经脉》篇载：“经脉者，所以能决死生、处百病、调虚实，不可不通。”因此，必须熟谙经络的生理特点、病理变化、循行部位和它的一些基本规律，在临床上才能组成适合病情的有效针灸处方。如《素问·通评虚实论》说：“络满经虚，灸阴刺阳；经满络虚，刺阴灸阳。”盖经有十二、络有十五，经脉为里，深而不见，为阴；络脉支而横出，浮而常见，属阳。而邪有微甚，体有盛衰，治有补泻。若阳络之邪有余，阴络之气不足；或阴经之邪有余，阳络之气不足，均属病态，治当泻其有余，补其不足，故张介宾说：“此正以络主阳，经主阴，灸所以补，刺所以泻也。”但是刺也可以补，灸也可以泻，但在此处是用以说明本条是根据经络的不同病变而采取的不同治疗方法。

又在临床上也可以根据经络循行部位的不同，在同一病证中，选不同的针灸处方，如头痛一证，由于具体疼痛的部位不同，而选经用穴时亦当有异：如头痛在前额部，此处是足阳明经脉循行的部位，故此证又称“阳明头痛”。其治当首选阳明经腧穴为主组成处方。若头痛在两侧（颞部）或一侧，其位乃少阳经循行之分野，故又名“少阳头痛”，治疗时则应选取少阳经腧穴组方施治。若头痛在枕部，该部是太阳经脉所过之处，故又名“太阳头痛”，其治当选太阳经腧穴为主组成针灸处方。若其痛在巅顶，是处为督脉所过之部位；而足厥阴之脉，则上额、交巅[①]，故巅顶痛又称“厥阴头痛”，其治当选督脉及厥阴经腧穴为主，进行处方配穴。这是在针灸处方时的依据，也是古今医家公认的方法。至于“巨刺”或“缪刺”，无不以经络为主导。《素问·缪刺论》说：“凡刺之数，先视其经脉，切而从之，审其虚实

① 巅：至巅的经脉有督脉、膀胱经和肝经。

而调之。不调者，经刺之；有痛而经不病者，缪刺之。因视其皮部有血络者，尽取之。此缪刺之数也。”故针灸处方时，必谙经络，否则就犹夜行之无烛了。

第四节　定 病 所

病所是指病变发生所在的具体部位。除上述之阴阳、脏腑、经络外，尚有在气、在血者，有在皮肤、在筋脉、在骨髓之不同。在针灸处方配穴时，就应当先辨明病变的具体所在部位，进行选经遣穴，这是一个基本准则。《灵枢·寿夭刚柔》篇说：“有刺营者，有刺卫者……刺营者出血，刺卫者出气。”《灵枢·卫气失常》篇更说：“夫百病变化，不可胜数，然皮有部，肉有柱，血气有输，骨有属。”以上均说明根据病变的不同部位而采用不同的治疗和选用不同的腧穴处方。所以《素问·调经论》说：“五脏者，故得六腑与为表里，经络支节，各生虚实，其病所居，随而调之。”《灵枢·终始》篇也曾强调指出：“在骨求骨，在筋求筋①。”当然，确定病所的目的，并不是为了“头痛医头，脚痛医脚”，而是为了明确病位后，能更好选择腧穴，组成针灸处方，进行恰当的治疗。因此，处方配穴时必须确知病所，才能有据可循。

第五节　识 病 情

病情，是病理变化的具体情况，《灵枢·经脉》篇说：“审、切、循、扪、按，视其寒温盛衰而调之，是谓因适而为真也。”寒温盛衰的不同病情，不仅是处方配穴的依据，而且还可以作为针灸施术的标准。《灵枢·经脉》篇说：“盛则泻之，虚则补之，热则疾之，寒则留之，陷下则灸之。”因此，在临床上掌握了寒热、虚实，方可拟定汗、吐、下、和、温、清、消、补等适合病情的针灸处方。例如，《灵枢·癫狂》篇对厥逆的治疗，就有力地说明了这一问题，它说：“厥逆为病也，足暴清，胸若将裂，肠若将以刀切之，烦而不能食，脉大小皆涩，暖取足少阴，清取

① 在骨求骨，在筋求筋：据病所而定针刺深浅，病深刺深，病浅刺浅。如骨质增生宜深刺至骨，皮炎宜卧针浅刺。

足阳明，清则补之，温则泻之。”意思是气血悖逆而狂乱昏厥，两足感觉突然发冷，胸痛得像裂开一样，肠痛像刀切一样，心烦而不能进食，脉大小皆涩，身体温暖的应当取足少阴肾经的腧穴，身体清冷的取足阳明经腧穴，清冷的用补法，温暖的用泻法。由此可知，其病虽一，但由于出现了寒热不同的证候，故在处方选穴和施术上，也就因之而异了。所以《素问·至真要大论》说：“谨守病机，各司其属，有者求之，无者求之，盛则责之，虚则责之。”所谓“盛”或称谓“实”，是指邪气的旺盛或人体机能物质反应的过亢。《素问·通评虚实论》说：“邪气盛则实”，邪是泛指外界的一切致病因子，《素问·至真要大论》载：“夫百病之生也，皆生于风、寒、暑、湿、燥、火，以之化之变也。”大凡风热外袭，痰火内盛，壮热剧痛，谵语等阳盛的病证，在针灸施治时，可根据“盛则泻之”“热则疾之”的原则，当拟清热泻实的针灸处方，进行施治。例如风热犯人，症见头胀而痛，发热，不恶寒，口渴，咽喉肿痛，鼻干舌燥，或咳吐黄痰，脉现浮数，舌质红，苔黄等，治当清热解表、散风泻邪为主。取大椎针用泻法或出血，列缺、合谷，少商出血。这是属于清解法之一，其意是取列缺、合谷以清热宣肺解表，佐大椎出血以泻热解表，少商出血，清热消肿而利咽喉，四穴相配，清热解表祛邪之力更宏，故病可愈。若风寒犯人，或寒温凝滞，脏腑经络壅塞，气血运行失畅等阴盛证候，在针灸施治时，根据“寒则留之”“寒者热之”的原则，当拟留针，祛风散寒、利湿导浊，同时施灸的针灸处方，以温散寒邪、通经活络为主。如风寒外袭，症见头项强痛，恶寒或发热无汗，鼻塞流涕，苔薄白，脉浮紧等，治宜疏风散寒祛邪为主，取大椎先泻后补或用灸法，曲池、合谷、风池、风府。其意是大椎以斡旋营卫而散寒邪，曲池、合谷以解表，风池、风府为祛风散寒解表之要穴，故其数穴相配而其祛风散寒解表之功效益彰。

所谓“虚”，是指正气的不足，泛指人体脏腑、经络、气血等功能的虚衰不足。《素问·通评虚实论》载：“精气夺则虚。”李念莪说：“精也者，气之精者也，精气自生，其外安荣，内脏以为泉源，浩然和平，以为气源，源之不涸，四肢乃固；泉之不竭，九窍乃通。”此可见，精气即正气，在正常的情况下，可以内安五脏六腑，外荣四肢百骸、通利九窍，反之如精气脱夺，气源虚备[①]枯竭，则病态百

① 备：同“惫”。

出。虞花溪说："夫病有虚实，虚因正气不足。"《素问·通评虚实论》说："邪之所凑，其气必虚。"大凡人体功能衰减所发生的病变，必因其功能物质的不足，如"阳虚则外寒，阴虚则内热""气虚则息利少气""血虚则恐"。例如《素问·脏气法时论》所载：肝病者……虚则目䀮䀮无所见，耳无所闻，善恐，如人将捕之"等，皆因虚而致，在临床上如证见阳虚、气虚的，在针灸施治时，应该采取"虚则补之"的原则，拟定补气振阳的针灸处方，可用针灸并施，用补法以助气扶正，补虚振阳；若属阴虚的则宜用针补之，或酌情施灸以调之。若脏腑经络之气虚陷，固摄无权，或如阳气暴脱，汗出不止，肢冷脉微，气息奄奄，或如脱肛，子宫下垂等，治宜采用"陷下则灸之"的原则，拟定升阳益气固脱的针灸处方，可重灸，以举陷救逆。在临床上识别寒热虚实的不同病情，是处方配穴重要的先天条件，所以《灵枢·官针》篇说"审于本末，察其寒热，得其所在，万刺不殆"，就是这个道理。

第六节　知 标 本

标本是一个相对概念，《素问·至真要大论》说："夫标本之道，要而博，小而大，可以言一而知百病之害。"《素问》标本病传篇说："病有标本，刺有逆从。"标本是表达病变的主次，邪正的盛衰以及病因与症状的关系，从而临床时作为先后缓急等不同处理的依据，这是针灸处方配穴时所必须遵循的圭臬。《素问·至真要大论》说："气有多少，病有盛衰，治有缓急，方有大小。"针灸处方时，一般是应该采用"治病必求其本"的原则，这主要是根据疾病的标本关系来决定的。以病因与症状而言，则病因为本，症状为标；以发病的时间来看，先病为本，后病为标。所以它又指出："从内之外者，调其内；从外之内者，治其外；从内之外而盛于外者，先调其内而后治其外；从外之内而盛于内者，先治其外而后调其内；中外不相及，则治主病"。又如《灵枢·病本》篇云："先寒而后生病者，治其本。先病而后生寒者，治其本……必且调之，乃治其他病"，就是这个道理。但是在特殊情况下，也可以根据病情的需要运用"急则治其标，缓则治其本"的方法，在疾病的发展演变过程中，出现紧急危重的病证，影响到人的安危时，针灸处方就必须首先治标，以解决危急。如脾虚膨胀乃脾虚为本，腹胀为标，当膨胀如釜，二便不利，呼吸困难时，就应攻水利尿，以治其标，俟水去病缓再图其本。或者酌情选用“标本兼治”的针灸处方施治。

如《灵枢·病本》篇说：“谨详察间甚，以意调之，间者并行，甚为独行”，指的就是这一原则。在《内经》中对这一原则的具体运用，实不鲜见的。如《灵枢·厥病》篇说：“厥头痛，头痛甚，耳前后动脉涌有热，泻出其血，后取足少阳。”此法就是属于标本兼治之法。又如《素问·缪刺论》说：“人有所堕坠，恶血留内，腹中胀满，不得前后，先饮利药。此上伤厥阴之脉，下伤少阴之络。刺足内踝之下，然谷之前血脉出血，刺足跗上动脉；不已，刺三毛上各一痏，见血立已，左刺右，右刺左。”按此方之“先饮利药”以取其通便导瘀，就是采用了“急则治其标”的原则，但毕竟是上伤于厥阴之脉，下伤少阴之络，故仍刺此二经之穴，以治其本。这实属于标本兼治之法。在临床上，我们掌握了标本在针灸处方配穴中的运用时，方不致造成本末倒置，贻误病机。所以《素问·标本病传论》说：“知标本者，万举万当；不知标本，是为妄行。”

第七节　顺天时

人与天地相参，与四时相序，因此天时的演变，气候的寒温，对人体是有很大影响的。《素问·四时刺逆从论》说：“春者，天气始开，地气始泄，冻解冰释，水行经通，故人气在脉。夏者，经满气溢，入孙络受血，皮肤充实。长夏者，经络皆盛，内溢肌中。秋者，天气始收，腠理闭塞，皮肤引急。冬者盖藏，血气在中，内著骨髓，通于五脏。是故邪气者，常随四时之气血而入客也，至其变化，不可为度……”由于人体与时令息息相关，故而在《素问·诊要经终论》指出：“春夏秋冬，各有所刺。”因此，在进行针灸处方配穴时既要根据病情，又要结合时令。《灵枢》本输篇说：“春取络脉诸荥、大小分肉之间，甚者深取之，间者浅取之；夏取诸输、孙络肌肉皮肤之上；秋取诸合，余如春法；冬取诸井、诸腧之分，欲深而留之。此四时之序，气之所发，病之所舍，脏之所宜。”这不仅是针灸处方配穴的依据，同时也关系到针灸的施术。所以《灵枢·一日分为四时》篇说：“顺天之时，而病可与期，顺者为工，逆者为粗。”这都是应予重视的，特别是对于危重病人的处理，尤为重要。《素问·四时刺逆从论》说：“凡此四时刺者，大逆之病，不可不从也；反之则生乱气，相淫病焉。”否则就会直接影响治疗效果。

第八节　察形气

《灵枢·终始》篇说：“凡刺之法，必察其形气。”盖形有肥瘦之分，体有强弱之别，年有长幼之差，性有男女之异；其气更有盛有衰，其血亦有多有少，在针灸处方配穴时，对这些不同情况，均应仔细诊察。《灵枢·官能》篇说：“用针之理，必知形气之所在，左右上下，阴阳表里，行之顺逆，出入之合，谋伐有过。”意思是用针灸治病，必须了解形气和气血的运行，是在上、在下，或是在左、在右等不同的部位，以及阴阳与表里关系，十二经脉气血的多少、循行的逆顺和由里出表，或由表入里的会合处所等，这样再结合具体情况，进行处理疾病时，才不致发生错误，达到“得邪所在，万刺不殆。”例如《灵枢》逆顺肥瘦篇说：“年质壮大，血气充盈，肤革坚固，因加以邪，刺此者，深而留之……，广肩腋项，肉薄厚皮而黑色，唇临临然，其血黑以浊，其气涩以迟，……刺此者，深而留之，多益其数也。……瘦人者，皮薄色少，肉廉廉然，薄唇轻言，其血清气滑，易脱于气，易损于血，刺此者，浅而疾之……。婴儿者，其肉脆，血少气弱，刺此者，以毫针，浅刺而疾发针，日再可也。”这都是依据形气的不同，而施治各异，否则就会损气伤血，其病不除。《灵枢·本神》篇曾告诫人们说：“是故用针者，察观病人之态，以知精神魂魄之存亡得失之意，五者已伤，针不可以治之也。”所以《素问·三部九候论》说：“必先度其形之肥瘦，以调其气之虚实，实则泻之，虚则补之，……无问其数，以平为期。”后世的针灸名家窦汉卿也说：“拯救之法，妙用者针，察岁时于天道，定形气于予心。”这都可以说是明确地指出针灸处方施治时要察明形气的重要意义。

第九节　诊脉象

《灵枢·九针十二原》篇说：“凡将用针，必先诊脉，视气之剧易，乃可以治也。”在临床上，医者进行针灸施治时，必先诊察脉象，根据脉气所呈现病情的轻重,才能决定治法和针灸处方并依方施术。《灵枢·邪气脏腑病形》篇所云:"诸急者多寒;缓者多热;大者多气少血;小者血气皆少;滑者阳气盛,微有热;涩者多血少气,微有寒。是故刺急者,深内而久留之。刺缓者,浅内而疾发针,以去其热。刺大者,微泻其气,无出其血。刺滑者,疾发针而浅内之,以泻其阳气而去其热。刺涩者,必中其脉,随其逆顺而久留之,必先按而循之,已发针,疾按其痏,无令其血出,以和其脉。诸小者,阴阳形气俱不足,勿取以针,而调以甘药也。"以上说明脉象不同,主证各异,因而在针灸的处方施治上也就有所不同。在临床上必须三部合参,谨察九候。如《灵枢·终始》篇说:"三脉动于足大趾之间,必审其虚实。虚而泻之,是谓重虚,重虚病益甚。凡刺此者,以指按之,脉动而实且疾者疾泻之,虚而徐者则补之,反此者病益甚。"临诊察脉,不单是针灸处方施治时依据,而且也是窥探施治正确与否的客观判定标准,所以它又说:"泻则益虚,虚者脉大如其故而不坚也,坚如其故者,适虽言故,病未去也。补则益实,实者脉大如其故而益坚也,夫如其故而不坚者,适虽言快,病未去也。故补则实,泻则虚,痛虽不随针,病必衰去。"故针灸处方时,必先察脉,方可针灸中的,而"决死生之分"。

第十节 操病机

把握针灸治病的有利时机,是取得满意效果的一个重要因素。《素问·刺疟论》载:"凡治疟,先发如食顷,乃可以治,过之则失其时也。"这虽指的是关于疟疾的治疗,但对一般病证,在针灸处方施治时,也是不可忽视的重要问题。有些病证必须是在发病前,或在其发病中,或于其病发之后治疗,其效方捷。甚或因失时贻误病机而变易治为难治。《灵枢·逆顺肥瘦》篇载:"上工刺其未生者也,其次刺其未盛者也,其次刺其已衰者也……方其盛时,勿敢毁伤,刺其已衰,事必大昌。"《素问·刺热论》又载:"肝热病者左颊先赤……肾热病者颐先赤。病虽未发,见赤色者刺之,名曰治未病。热病从部所起者,至期而已;其刺之反者,三周而已;重逆则死。"因此,在临床上应尽量争取有利的治疗时机,勿失时机,以免造成所谓"病久则传化,上下不并,良医弗为"的不良后果,这是针灸处方亦应予以重视的。

总之，以上所述针灸处方配穴的依据，是在“天人相应”的整体观念指导下，通过四诊，结合具体病情而选经用穴，组成针灸处方施治，才可应变于无穷。因此，在临床上就必须“法于往古，验于来今”“循法守度”“化之冥冥”。《灵枢·逆顺肥瘦》篇说：“圣人之为道者，上合于天，下合于地，中合于人事，必有明法，以起度数，法式检押，乃后可传焉。故匠人不能释尺寸而意短长，废绳墨而起平水也，工人不能置规而为圆，去矩而为方。”用针者的确若此，不仅可以“易用之教”，而且可以“拯救于疾”，否则岂能泛应万病而曲当哉。

第三章　针灸腧穴配方的组成方法与变化规律

第一节　针灸配方的组成方法

针灸处方的组成方法，既不是“头痛治头，脚痛治脚”的单纯从局部着眼，机械地采用所谓“以痛为腧”的治疗方法，也不是孤立地对待病证而进行施针用灸，它是从患者的整体出发，进行仔细的诊查，全面考虑，根据病情需要，结合腧穴性能，严密组织，有方有法，灵活多变，全面照顾，重点突出，随症选穴，确属权衡法度，消息在人。《素问·至真要大论》说：“病有盛衰，治有缓急，方有大小。”针灸处方的组成，不但有缓急大小之分，而且有奇偶之别，就其组成布局来看，亦每有君臣佐使等主次之异。针灸处方非常灵活，用穴是极为巧妙的，它既有单取病变局部腧穴的处方；又有只取远道腧穴的处方；也有取对症腧穴配伍的处方；更有局部、远道和对症腧穴相互配伍而成的处方。现分述于下：

一、局部（邻近）腧穴

局部（邻近）腧穴，或称“近部取穴”，是根据每一腧穴都能治疗所在部位或其邻近部位病证这一普遍规律而提出的。局部腧穴的选用是比较广泛的，例如《素问·骨空论》载：“从风憎风，刺眉头。……腰痛不可以转摇，急引阴卵，刺八髎与痛上①。”这都是属于局部取穴的方法。又如《灵枢·经筋》篇所载的

① 痛上：阿是穴，痛处明显处。

痹证，虽有四季孟、仲季的不同，但在治疗都是取病变局部的腧穴为主，它说："治在燔针劫刺，以知为数，以痛为腧。"《灵枢·周痹》篇也说："众痹……各在其处，更发更止，更居更起，以右应左，以左应右……更发更休也……刺此者，痛虽已止，必刺其处，勿令复起。"其中的"以痛为腧"和"必刺其处"，都是说明运用病变局部腧穴进行治疗的。所以《素问·缪刺论》说："凡痹往来，行无常处者，在分肉间痛而刺之。"此外《灵枢·厥病》篇说："头痛……有所击堕，恶血在于内，若肉伤，头未已，可则刺，不可远取也……耳聋无闻，取耳中。耳鸣，取耳前动脉。"以上这些选取病变局部腧穴的经验，均被后世医家所采用。如《玉龙歌》说："两睛红肿痛难熬，怕日羞明心自焦，但刺睛明鱼尾穴，太阳出血自然消。"明代高武在《针灸聚英·肘后歌》(以下简称《肘后歌》)中说："打仆伤损破伤风，先于痛处下针攻。"《百症赋》载："颊车、地仓穴，正口㖞于片时。"这些以病变局部腧穴组成的针灸处方，都是历经反复实践证实确属有效的。在临床上采用这类腧穴组成的处方是很广泛的，它不仅对痹证、目疾、口眼㖞斜、扭伤、击仆疼痛等病变有效，而凡是属于远部腧穴的针灸处方无效的病证，皆可酌情选用本类腧穴施治。例如，腱鞘囊肿、淋巴结结核、甲状腺肿大等运用这类腧穴针灸处方进行治疗，是目前针灸医家临床上喜取惯用的针灸处方，这可说是已被公认的事实。因此，这类腧穴被列为高等医药院校《针灸学》中处方组成的重要方法之一。

二、远部腧穴

远部腧穴或称"远道取穴"，是指取距病变部位较远的腧穴组成针灸处方。它是根据阴阳、藏象、经络、根结、标本、根流注入等理论，结合腧穴主治特性而定。因此，当脏腑、经络、组织器官发生病变时，就可以在距病变较远的部位，选取相应腧穴组成针灸处方。《灵枢·终始》篇说："病在上者，下取之；病在下者，高取之；病在头者，取之足；病在足者，取之腘。"《素问·五常政大论》也说："病在上者取之下，病在下者取之上，病在中者傍取之。"这类腧穴在针灸处方中用之甚广，实不鲜见。例如从《素问·咳论》对咳嗽的治疗来看，它虽详述了五脏六腑咳嗽的症状，而在治疗中均是采用了远部腧穴。它说："五脏六腑皆令人咳，非独肺也……治脏者，治其俞(穴)，治腑者，治其合(穴)；浮肿者，治其经(穴)。六脏六腑居于胸腹体躯之内，而各经的"俞穴""合穴""经穴"则在四肢的肘、膝关节以下，而距脏腑较远，故属于远部腧穴针灸处方的范畴。又如《灵枢》五乱篇说："故气乱于心，则烦心密嘿，俯首静伏……气在于心者，取之手少阴、心主之输。"再如《灵枢》厥病篇所载："厥心痛，卧若徒居，心痛间，动作痛益甚，色不变，肺心痛也，取之鱼际、太渊。"以上均是属于本经远部的针灸处方。这类腧穴处方在后世医籍中更是历历在目。《针灸大全》千金十一穴歌就说："三里、内庭穴，肚腹妙中诀，曲池与合谷，头面病可撤，腰背痛相连，委中昆仑穴，胸项如有病，后溪并列缺，环跳与阳陵，膝前兼腋胁。"《四总穴歌》也有类似的记载，它说："肚腹三里留，腰背委中求，头项寻列缺，面口合谷收。"此类腧穴针灸处方，实属本经远部腧穴，此外尚有异经远部腧穴。如《灵枢》厥病篇所载："厥心病，胸胀胸满，心尤痛甚，胃心痛也，取之大都、太白。"这属于表里经远道腧穴的针灸处方。

然而在临床并不仅限于本经或表里经，而且可广泛选取异经与病有关的腧穴。如《灵枢》厥病篇所载之"脾心痛"，取然谷、太溪就是其例，类此例证是不胜枚举的。如《肘后歌》说："头面之疾寻至阴，腿脚有病风府寻"等等皆是。临床上对这类远部腧穴处方，用之最广，一般常见疾病均可采用，如三里、内关治胃痛，合谷、内庭治牙痛，鱼际、少商、商阳治喉痛，后溪、绝骨治落枕等，往往是用之立见效机。目前看来，远部腧穴在临床上似乎已是处方配穴的一种主要组成形式。

三、对症腧穴

对症腧穴或称"辨证取穴"，它是根据中医基础理论和腧穴特性进行选穴组成针灸处方的，是针灸处方的必不可少的内容。"近部腧穴""远部腧穴"二者都是以病变的部位为依据，但疾病的发生单用部位并不能完全概括。如发热、自汗、盗汗、虚脱等，均属于全身证候，对此就不能单用"近部"或"远部"腧穴组成针灸处方，而必须根据病情的变化，结合中医基本理论选取与病相应的腧穴组成针灸处方进行施治。如属气病的胸闷，气促等气机不利的疾病，取膻中、合谷以理气；属血病的血虚、慢性出血性疾患，可以取膈俞、三阴交，以调血养血；其他如昏迷急救取人中、素髎、内关等以开窍醒神急救，疟疾取大椎、间使、后溪以截疟等，都属于对症腧穴组成的针灸处方。如他外感热病，当以解表清热，可取大椎、曲池、合谷；阴虚发热，则以滋阴清热，取复溜、阴郄；肝开窍于目，目疾取肝俞、行间；阴虚火旺之不寐，取神门或大陵、太溪以滋阴降火，使心肾交而自寐。以上所述，必须根据中医基本理论进行辨证，结合腧穴性能，才能组成有效的针灸处方，所以又称为“辨证取穴”。例如，《玉龙歌》所载：“大便秘结不能通，照海分明在足中，更把支沟来泻动，方知妙穴有神功。”此方所举支沟、照海所治之便秘，是针对阴虚之便秘，故取足少阴、阴跷之照海以滋阴，取手少阳三焦经之支沟以通便。如属气虚便秘，阳明燥结，则非本方所宜，而当另立处方。《医学入门·杂病穴法歌》（以下简称《杂病穴法歌》）载：“热秘、气秘先长强，大敦、阳陵堪调护。”在临床上治疗便秘常以《玉龙歌》的“支沟”为主，进行随症加减，如气虚便秘者，加气海（灸）、长强，以助气而通便；血虚便秘者，加三阴交、照海，以养血通便；若热结阳明，则加天枢、丰隆，以清胃肠之实热，则燥矢可通；若外伤腹胀便秘，可加阳陵泉、大敦、三阴交、气海，以理气活血而通便。由此不难看出，以上所述之方，其治同属便秘，而取穴各异，这是根据中医学的基础理论所设计的同病异治的针灸处方，也是采用对证腧穴针灸处方的例证。

以上三类腧穴配方，虽然取之较多，用之较广，但不能把它们孤立地分割开来。虽然有的病证可以单纯采用局部腧穴或远部腧穴或对症腧穴组成针灸处方，但更多的病变则必须是三者互相配合组成针灸处方，才能获效。例如，《灵枢·四时气》篇所载：“腹中常鸣，气上冲胸，喘不能久立，邪在大肠，刺肓之原、巨虚上廉、三里。”“肓之原”出于“脖胦”，是腹部脐下一寸半的“气海”穴，是局部穴，也是理气治喘的要穴而属对症腧穴；“巨虚上廉”在下肢外膝眼下六寸，属大肠的“下合穴”，既是远部穴，同时“合治内腑”，大肠合于巨虚上廉，所以也是对症腧穴；足三里属足阳明胃经，既是对症腧穴，也属于远道腧穴。《灵枢·本输》篇载：“大肠、小肠，皆属于胃，是足阳明也。”亦为本病的远部腧穴。这一处方，可以说是局部腧穴、远部腧穴和对症腧穴相互结合运用的典范。此类在古代针灸文献中是屡见不鲜的。这种处方在临床上用之很广，为后世医家所喜取贯[①]用。如《百症赋》说：“强间（局部腧穴）、丰隆（既属远部，又是对症腧穴）之际，头痛难禁……攀睛攻少泽、肝俞（二穴均属远部和对症腧穴）之

① 贯：应为“惯”。

所。”又如王国瑞在《玉龙歌》中说：“肾强疝气发甚频，气上攻心似死人，关元（局部腧穴）兼刺大敦穴（属远部和对症腧穴），此法亲传始得真。”又如《杂病穴法歌》说：“牙风面肿颊车神（局部腧穴），合谷（对症腧穴）、临泣（远部腧穴）泻不数。”这均是采取局部腧穴、远道腧穴与对症腧穴相互配合的有效处方。再从现在出版的中医专业针灸教材和大量的针灸文献资料以及各地的临床实践经验报道来看，它几乎是腧穴处方组成的一种普遍规律。如取天枢、大巨（二穴均属局部腧穴）、曲池、合谷（二穴既属远部又属对症腧穴），阑尾穴或上巨虚（随症穴）治疗阑尾炎；取中脘（局部腧穴）、内关（属对症又属远部腧穴），足三里（属远部又属对症腧穴）治疗胃脘痛；取中极、水道（局部腧穴）、阴陵泉（远道腧穴）、委阳（随证腧穴）治疗水肿尿闭；取耳门、翳风①（局部腧穴）、足临泣（属远部腧穴），太溪②（对症腧穴）治疗肾虚耳聋耳鸣；取丝竹空、颊车、迎香、地仓（局部）、合谷（属远部又属对症腧穴）治口㖞眼歪；取膻中、乳根（局部腧穴），少泽③（既属对症又属远部腧穴），足三里（既属远道又属对症腧穴）治缺乳等，都是运用这类腧穴处方的成熟经验。因此，掌握针灸处方的组成方法，在临床上不但能对全身腧穴的选用有据，而且可以在处方腧穴的构成上亦每能做到取舍得宜。这对提高医疗效果来讲是确有指导意义的。

第二节　针灸配穴的变化规律

上面谈到了腧穴的组成方法，但是仅仅掌握了它的方法还不够，还必须要结合针灸的特点，掌握它的变化规律，进行灵活化裁，方能在临症时左右逢源，使之疗效确切，所谓“师其法而不泥其方”，否则一成不变地固守其方，就难以使之针灸中的。因此还必须掌握以下几个较为突出的变化规律。

一、补泻反，则病益笃

补与泻是针灸施治的基本法则，其方法作用彼此完全相反，《灵枢·终始》篇说：“凡刺之道，气调而止，补阴泻阳，音气益彰，耳目聪明，反此者血气不

---

① 翳风：针刺手法可选择鸡足刺，针感较强，酸胀感、麻感扩散至周围。

② 太溪：针刺要求有放射感至足心。

③ 少泽：点刺放血 3～5 滴治疗乳少、乳腺炎、乳腺增生症，配合天宗穴，效捷、效佳。

行。"由于补泻施术的不同，在同一个腧穴处方中，可以起完全相反的作用。因此，在针灸处方时，不仅应注意到补泻的施术，甚至于施术补泻的先后、多少等，都要确实予以注意，如《灵枢·口问》篇说："人之哕者……谷入于胃，胃气上注于肺。今有故寒气与新谷气，俱还入于胃，新故相乱，真邪相攻，气并相逆，复出于胃，故为哕。补手太阴，泻足少阴。"《灵枢·终始》篇说："阴盛阳虚，先补其阳，后泻其阴而和之。阴虚而阳盛，先补其阴，后泻其阳而和之。"它充分说明针灸腧穴处方既成，还应该结合病情，注意运用补泻施术操作时的先后顺序，否则就会影响处方的作用效果。例如，临床上补合谷、泻三阴交，能起行气，活血、解郁、通经之效。可用以治疗血滞经闭。因此，历来医家虑其堕胎，而列为孕妇的禁忌。反之，如泻合谷、补三阴交，其效则与前恰恰相反，具有清热、理气、养血固经之效，而治血热妄行，经行不断，非特不为孕妇禁忌，且有清热、健脾、安胎之功。又如取合谷与复溜相配，由于补泻的施术不同，它既可用于发汗之症，又可用于止汗之疾，这都是人尽皆知的。所以《灵枢·邪气脏腑病形》篇说："补泻反，则病益笃。"这确是我们临证依方施术时应该予以重视的。

二、病有浮沉，刺有浅深：《灵枢·卫气失常》篇说："夫病变化①浮沉浅深，不可胜穷。"针刺的深浅，对针灸处方的作用，有极为密切的关系，《灵枢》官针篇说："凡刺之要，官针最妙……不得其用、病费②能移。疾浅针深，内伤良肉，皮肤为痈；病深针浅，病气不泻，支为大脓。"又说："始刺浅之，以逐邪气而来血气；后刺深之，以致阴气之邪，最后刺极深之，以下谷气。"因此，据方施术时，一方面必须考虑针刺深浅的不同效果，而另一方面还必须因病、因时、因人的不同而灵活施术。《灵枢·终始》篇说："春气在毛，夏气在皮肤，秋气在分肉，冬气在骨髓，刺此病者各以其时为齐。故刺肥人者，以秋冬之齐；刺瘦人者，以春夏之齐。病痛者阴也，痛而以手按之不得者阴也，深刺之。病在上者阳也，病在下者阴也。痒者阳也，浅刺之。"所以《素问·刺要论》说："病有浮

---

① 变化：原稿此处模糊不清，据《灵枢·卫气失常》(河北医学院校释. 灵枢经校释[M]. 北京：人民卫生出版社. 2011：579—580)补。

② 费：根据《灵枢·官针》(河北医学院校释. 灵枢经校释[M]. 北京：人民卫生出版社. 2011：124)，此处应为"弗"。

沉，刺有浅深，各致其理，无过其道。”这在临床上是非常重要的，也是应该切实掌握的。

三、取穴有主次，施术有先后：针灸处方用穴有主次之分，施术有先后之别，在临床上用同一针灸腧穴处方，由于施术的先后不同，而所产生的效果也就因之而异。《灵枢·五色》篇说：“病生于内者，先治其阴，后治其阳，反者益甚。其病生于阳者，先治其外，后治其内，反者益甚。”《灵枢·厥病》篇也有类似的记载，它说：“厥头痛，贞贞头重而痛，泻头上五行，行五，先取手少阴；后取足少阴。”又《灵枢·终始》篇也说：“病先起于阴者，先治其阴而后治其阳；病先起阳者，先治其阳而后治其阴。”这说明施治的先后不同，所起的作用也各异。又如《灵枢·周痹》篇说：“痛从上下者，先刺其下以过之，后刺其上以脱之；痛从下上者，先刺其上以过之，后刺其下以脱之。”在临床上对于针灸的施术顺序，一般是应该先上后下，先阳后阴，但是在特殊情况下并不尽然如此，当从以上所述中，取得借鉴，否则就会影响针灸腧穴处方的作用，甚或产生相反的效果。所以《针方六集》载：“若失其先后之宜，不惟治之无功，害且随之矣。刺家亦有先后之序……失其先后之宜，亦无功而有害，慎之慎之。”古人指出施治的先后，是有其一定实践依据的，我们应从中吸取教益，否则对处方的作用效果，将是有损无益的。

四、针所不为，灸之所宜：针与灸虽然同属于外治之法，但其作用并不尽同，在临床上用同一处方，由于施针与用灸的不同操作，而其作用、效果也就千差万别①。《素问·调经论》说：“络满经虚，灸阴刺阳；经满络虚，刺阴灸阳。”这一方面说明刺、灸的不同，而另一方面说明在同一处方中对针灸施术也应有所区分。因此，在临床上决定腧穴处方后，还必须根据具体病证，结合针与灸的不同作用，考虑用针、用灸，或是针灸并用，或是多针少灸，或是多灸少针等，均应酌情施术。《灵枢·官针》篇说：“针所不为，灸之所宜”，临床上一般说来，针偏于清泻，而灸偏于温补；实热证多针，虚寒证多灸。但针有补泻，《灵枢·九针十二原》篇说：“虚实之要，九针最妙，补泻之时，以针为之，”这是人所共知而易于理解的。而灸也有补泻，《灵枢·背腧》篇：“以火补者，毋吹其火，须自灭

① 其后原有“的区分”三字，据文义删。

也。以火泻者，疾吹其火，传其艾，须其火灭也。”且有各种不同的施灸方法，如附子饼灸与隔蒜灸，两者虽均属隔物灸，但前者有温经散寒的作用，而后者则有清热解毒之效能。因此，不应将清泻、温补与针灸等同起来，务求施术与病相合，才能取得预期效果。

五、针灸处方中的腧穴加减：一个针灸处方中的腧穴增加或减少，不仅可增强其治疗效果，甚或可改变其主治病证。一般来说，针灸穴位配方中的主穴不变，应随着症状的进退增减，而加减其腧穴，以适应病情的需要。如《济生拔粹》载：“治卒心痛不可忍，刺任脉上脘……次针气海一穴，足少阴涌泉二穴。无积者，刺之如食顷已；有积者，先饮利药，刺之立愈。如不已，刺手厥阴心包经间使二穴，支沟二穴，足阳明经三里二穴。”即是例证，即所谓“随症加减。”在临床针灸处方中的腧穴加减愈灵活，其作用就愈广泛，疗效就愈确切。《灵枢·杂病》篇说：“心痛引背不得息，刺足少阴；不已，取手少阳。”又“心痛，当九节(筋缩)刺之，按已刺，按之，立已；不已，上下求之[①]，得之，立已。”《灵枢》五乱篇也说：“乱于头则为厥逆，头重眩仆……气在于头者，取之天柱[②]、大杼；不知，取足太阳荥输[③]。”以上均说明了由于处方中腧穴的加减而起的作用，这在临床上是必须掌握的。例如，合谷穴，本为大肠手阳明经的原穴，其性能升、能降、能宣散，为理气的要穴，如与曲池相配伍，则能清热、散风、活血、解肌，为理上焦的妙法；如与足太阴脾经的三阴交相配，则可行气活血、调经，为妇科之要法；如与足少阴肾经的复溜相伍，则为发汗、止汗之要着；如与足厥阴肝经太冲相加，则具斩将夺关之力，而有搜风、理痹、行瘀、通经、开窍、醒神之功。这种种不同妙用，实乃产生于腧穴的配伍加减。所以，腧穴的加减变化不同，其处方的作用，亦就回[④]然有异：或因其配伍而功专力宏，或因其加减而治疗广泛，常因处方中一穴之差，而其功效则有千里之别，所谓“病有增减，穴有抽添，方

---

① 上下求之：上下循经按，压寻找压痛点、敏感点等反应点，此为临床取穴、取效的关键，刘玉檀先生对此尤其重视，如治疗冠心病、房颤、肾结石时，注重背俞穴、华佗夹脊穴的循按反映，并以此为针刺穴位。

② 天柱：此穴调整脑部供血，上天柱(天柱直上，颅骨边缘)针感、效果更好，用于治疗眩晕、痴呆、痫证、缺血性中风、脑鸣。

③ 足太阳荥输：足通谷、束骨。

④ 回：此处应为“迴”。

随证移，效以穴转”。故腧穴处方的加减变化是值得研究和重视的。

六、针刺的留疾：留疾是指根据处方在施术过程中留针的时间长短而言。《灵枢·经脉》篇："热则疾之，寒则留之。"由于留针时间的长短不同而疗效各异。因此，临床上留针的时间久暂，一方面要据病情，另一方面也要结合病人的性别、体质、年龄，这在针灸处方时都须认真加以考虑的。如热邪犯人，症现头痛、高热、自汗、口渴等症，或为中风闭证，可以用针浅刺疾出或泻血，以泻其实热。如阳气偏虚，阴邪较盛者，则深刺以久留，激发阳气来复，以散阴寒之邪。所以《素问·针解》篇说："刺虚则实之者，针下热也，气实乃热也；满而泻之者，针下寒也，气虚乃寒也。"这是一般情况，但在特殊情况下，针刺留疾也可出现与此相反的作用，如《灵枢·终始》篇说："刺热厥者，留针反为寒；刺寒厥者，留针反为热。"由此不难看出，针刺的留疾直接影响到处方的作用。这也是针灸处方变化的一个重要方面，在临床上不能忽视，否则会影响到处方的治疗效果。在临床上形成处方变化的原因是多种多样的，以上所述针与灸的不同作用、补与泻的相反效果、针刺的深浅、施术的先后、腧穴的加减以及针刺的留疾等，都是对处方作用影响变化较大的主要因素。这些因素与中药方剂中对用药剂量、药物的炮制、药物的加减等所形成的变化一样，是有一定规律性的。因此，临床上必须洞悉、掌握和运用这些规律，否则对处方的作用、治疗效果，将是无法掌握的。

附：刺灸法施术符号

在临床上进行针灸处方时，对于针灸的方法、施术的操作，可用下列符号表示之：

｜：针刺平补平泻	×：艾条灸
⊤：针刺施补法	○：拔火罐
⊥：针刺施泻法	Ⅸ：针后艾条灸
↓：三棱针刺血	$T\triangle_5$：针刺施补法加用艾炷灸五壮
※：皮肤针	
○一：埋针	1_N：针刺加电针
$\triangle_3$：艾炷灸三壮	1○：针刺加拔罐
↑：温针灸	

第四章 配穴方法

配穴主要是为了充分发挥腧穴的相互作用，使其相辅相成，互相配合，以及体现配伍的协同作用，使其相得益彰。在腧穴处方的组织方面，虽然有局部、远部、随症三者相互结合等几种形式，但是在配穴的方法上却是多种多样的。今将常用配穴法一一分述如下：

第一节 本经配穴法

本法或称“循经配穴法”亦名“经刺”，它是以脏腑经脉所发生的病候为依据，选用本经腧穴进行处方配穴的。《灵枢·禁服》篇载：“凡刺之理，经脉为始，营其所行，知其度量，内刺五脏，外刺六腑。”《灵枢·终始》篇也说：“必先通十二经脉之所生病……阴阳不相移，虚实不相倾，取之其经。”以及《难经·六十九难》载：“不实不虚以经取之者，是正经自生病不中他邪也，当自取其经，故言以经取之。”其具体运用方法是，在某一脏腑、经脉发生病变证候，即在某一经脉上选取有关腧穴，组成针灸处方，进行施术治疗，例如《灵枢·厥病》篇说：“厥头痛，项先痛，腰脊为应，先取天柱，后取足太阳。”这种方法为历代医家所贯①用。《甲乙经》卷九，第五载：“心痛善悲，厥逆，悬心如饥之状，心澹澹而惊，大陵及间使主治②。”再如《标幽赋》载：“悬钟、环跳，华佗刺躄足而立行。”《百症赋》：“项强多恶风，束骨相连于天柱。”这都是属于本经配穴法。此法在临床上既可以采取近部取穴，也可以运用远部取穴和对症腧穴，或三者配合成方。这种配穴方法，用途极广，几乎是目前临床上每病必用之法。

---

① 贯：此处应为“惯”。

② 治：此处应为“之”，据《针灸甲乙经》（皇甫谧著，山东中医学院校释．针灸甲乙经校释（下册）[M]．人民卫生出版社．1979：1151）改。

第二节 表里配穴法

本法是以脏腑经脉的表里配合关系作为配穴依据的。《素问·血气形志》篇说:"足太阳与少阴为表里,少阳与厥阴为表里,阳明与太阴为表里,是为足之阴阳也。手太阳与少阴为表里,少阳与心主为表里,阳明与太阴为表里,是为手之阴阳也。"根据这种阴阳表里配合的关系,在具体运用上有以下两种方法:

一、表里单经独用:即在发病脏腑经脉的表经或里经取穴,组成针灸处方施治。如《灵枢·厥病》篇说:"厥心痛,与背相控,善瘛,如从后触其心,伛偻者,肾心痛也,先取京骨、昆仑。"又说:"厥心痛,腹胀胸满,心尤痛甚,胃心痛也。取之大都、太白。"考肾与膀胱为表里,脾与胃相表里。前者为肾心痛,取属肾之表的膀胱经腧穴京骨、昆仑;后者胃心痛,只取属胃之里的脾经腧穴大都、太白,两者均是表里单经独取的具体运用例证。又如肝开窍于目,肝与胆为表里,目疾也可单独取胆经的腧穴,如《标幽赋》载"眼痒眼痛,泻光明与地五"即是其例。

二、表里配合:是病变脏腑表里两经腧穴配合应用的方法。原络配穴虽亦属于本法范畴,但在本书中将其另立专节介绍(见本章第九节)。在临床上,凡不属于原络配穴,而已在其表里两经选穴组成针灸处方时,均属于本法。如《灵枢·口问》篇说:"寒邪客于胃,厥逆从下上散,复出于胃,故为噫,补足太阴、阳明。"《灵枢·五邪》篇说:"邪在肾,则病骨痛,阴痹者,按之而不得,腹胀腰痛,大便难,肩背颈项痛,时眩,取之涌泉、昆仑。"脾与胃相表里,寒邪客于胃,故取其表里经。邪在肾,肾与膀胱互为表里,故取属肾经的涌泉和属膀胱经的昆仑,进行配合应用。以上两例,均是根据脏腑经脉的表里关系而进行选穴配合运用的。这种配穴方法在临床上对于一般常见疾病均可选用。

第三节 前后配穴法

前后配穴法或称"阴阳配穴法"。前指胸腹,为阴;后指腰背,为阳。本法是以前、后部位所在的腧穴组成针灸处方的方法。募俞配穴法虽亦属于本法范畴，因其临床应用价值较大，故另立一节介绍（见本章第七节）。所以，大凡在临床上以前后部位的腧穴配合成针灸处方，而又不属于募俞配穴法者，均属于本配穴法的范畴。如《灵枢·官针》篇载："偶刺者，以手直心若背，直痛所，一刺前，一刺后，以治心痹。"这是前胸与后背的腧穴相互配合应用的方法。马莳谓："前后各用一针，有阴阳配穴之意，故曰偶刺。"这种配穴方法，应用最广，运用比较灵活，凡脏腑病均可采用此法。如《百症赋》载："胸满更加噎塞，中府、意舍所行。"中府在前胸，意舍在后背，即是此法的具体运用。

第四节　上下配穴法

上下配穴法是泛指人体上部（腰以上）腧穴与下部（腰以下）腧穴配合成针灸处方的方法。它是根据经络根结、标本的理论，结合腧穴的主治性能和"病在上，取之下；病在下，取之上"的原则进行组方配穴的。这种配穴法在古今针灸文献中是屡见不鲜的，《灵枢·杂病》篇载："心痛引背不得息，刺足少阴；不已，取手少阳。"《标幽赋》载："阴跷（照海）阳维（外关）而下胎衣。"《百症赋》："半身不遂，阳陵远达于曲池。"《天元太乙歌》也说："心痛手颤少海间，欲要除根针阴市。"又《杂病穴法歌》载："腰连脚痛腕骨升，三里降下随拜跪。"以上诸方，既有上病下取的，也有下病上取的。这种配穴法，明代李梴称之为"散针"，他说："头病取足而应之以手，足病取手而应之于足……散针亦当如是也。散针者，治杂病而散用其穴，因病之所宜而针之。"因此，在临床上它既不属于"八脉交会配穴"，也不属于"手足阴阳同名经配穴"，在临床用之极广。

第五节　左右配穴法

此法是根据经络学说及外邪所犯的不同部位，在"缪刺"与"巨刺"的原则指导下，所组成的针灸处方。它既可以左右双穴同取，又可以左病取右，右病取左；既可取经，又可刺络，随病而异。临床上大抵全身疾病，或脏腑经络疾病涉及双侧时，即可选用左右两侧之腧穴同时并用，如外感发热，取大椎、双合谷、双曲池，以清热解表散邪；胃脘痛取中脘、双内关、双足三里等，即属此法。但由于经络的左右交叉，其气互通，所以若病变虽然发生在一侧，但也可选用左右双侧的腧穴，组成针灸处方，如风中经络，而证现半身不遂，虽然完全可以采用左病取右，右病刺左的“缪刺”或“巨刺”之法；或单用健侧腧穴，如曲池、阳陵泉等组成针灸处方；但也可以采用左右腧穴同时并用的方法来进行治疗。

第六节　手足阴阳同名经配穴法

手足阴阳同名经配穴法简称“同名经配穴法”或称“手足阴阳同属配穴法。”本法是依据手三阳经与足三阳经，手三阴经与足三阴经，各自阴阳同属的经脉作为配穴的方法。《灵枢·厥病》篇载：“头半寒痛，先取手少阳、阳明，后取足少阳、阳明。”《灵枢·杂病》篇说：“衄而不止，衃血流，取足太阳；衃血，取手太阳，不已，刺腕骨下；不已，刺腘中出血。”《长桑君天星秘诀歌》：“寒疟面肿及肠鸣，先取合谷后内庭。”《百症赋》也说：“热病汗不出，大都更接于经渠。”以上数方，是用手足太阳、少阳、阳明和太阴经脉腧穴组成的处方，都是属于手足阴阳同属的经脉进行组织的处方，是运用本法的具体例证。这一配穴方法，在临床上对一般病证均可采用。例如，少阳头痛，取手少阳三焦经的外关，足少阳胆经的侠溪；太阳头痛，取手太阳小肠经的后溪、前谷，足太阳膀胱经的昆仑、京骨；腹痛下利，取手阳明大肠经的曲池、合谷，足阳明胃经的天枢、足三里、内庭等，都是临床上常用的有效针灸处方。

第七节　募俞配穴法

募俞是五脏、六腑之气转输募积的重要腧穴。募为阴，均分布在胸腹部位，是阳病行阴的重要处所。俞为阳，均在背部的膀胱经内，为阴病行阳的重要部位。《难经·六十七难》载：“五脏募皆在阴，而俞在阳者……然阴病行阳，阳病行阴，故令募在阴，俞在阳。”每一脏腑均有各自所属的募穴和俞穴（见表三）。

表三　十二脏腑募俞配穴表

脏	俞穴	募穴	腑	俞穴	募穴
肺	肺俞	中府	胃	胃俞	中脘
心包	厥阴俞	膻中	胆	胆俞	日月
心	心俞	巨阙	膀胱	膀胱俞	中极
肝	肝俞	期门	大肠	大肠俞	天枢
脾	脾俞	章门	三焦	三焦俞	石门
肾	肾俞	京门	小肠	小肠俞	关元

募俞配穴法就是按脏腑各自所属的募穴和俞穴进行相互配合的针灸处方。《素问·奇病论》说："口苦者……夫肝者，中之将也，取决于胆，咽为之使。此人者，数谋虑不决，故胆虚，气上溢，而口为之苦。治之以胆募、俞。"《灵枢·五邪》篇说："邪在肺，则病皮肤痛，寒热，上气喘，汗出，咳动肩背。取之膺中外俞，背三节五脏之傍。"以上所引，前者病口苦，其病在胆，故取胆的募穴日月和胆的俞穴胆俞进行治疗。而后者为"邪在肺"，故取"膺中外俞"（即肺募中府、云门）和"背三节五脏之傍"（即肺俞）进行治疗。两者均是本法的应用。这种配穴方法，不仅可以治疗脏腑病变，而且可以用来治疗与其脏腑经络相联属的组织器官证候。所以，本法为临床上的重要配穴方法之一。

第八节　五输配穴法

五输配穴法是采用十二经脉在肘、膝关节以下所属的井、荥、输、经、合五个特定穴的配穴方法，或称"本腧配穴法"。古人将经脉气血流注比作自然界水流的动向，以说明经气由小到大，由浅入深，用以说明井、荥、输、经、合等各个不同腧穴的作用，《灵枢·九针十二原》篇说："所出为井，所溜为荥，所注为俞，所行为经，所入为合。"今将十二经脉所属五行表列于下（表四、表五）：

五输穴是十二经脉经气出入之所，所以具有主治五脏六腑经络病变的功用。《灵枢·顺气一日分为四时》篇："病在脏者，取之井；病变于色者，取之荥；病时间时甚者，取之输；病变于音者，取之经，经满而血者；病在胃及以饮食不节得病者，取之于合。"《难经·六十八难》载："井主心下满，荥主身热，输主体

表四　阴经五输五行表

五输 阴经	井（木）	荥（火）	输（土）	经（金）	合（水）
肺手太阴	少商	鱼际	太渊	经渠	尺泽
心包手厥阴	中冲	劳宫	大陵	间使	曲泽
心手少阴	少冲	少府	神门	灵道	少海
脾足太阴	隐白	大都	太白	商丘	阴陵泉
肝足厥阴	大敦	行间	太冲	中封	曲泉
肾足少阴	涌泉	然谷	太溪	复溜	阴谷

表五　阳经五输五行表

五输 阳经	井（金）	荥（水）	输（木）	经（火）	合（土）
大肠手阳明	商阳	二间	三间	阳溪	曲池
三焦手少阳	关冲	液门	中渚	支沟	天井
小肠手太阳	少泽	前谷	后溪	阳谷	小海
胃足阳明	厉兑	内庭	陷谷	解溪	足三里
胆足少阳	窍阴	侠溪	临泣	阳辅	阳陵泉
膀胱足太阳	至阴	通谷	束骨	昆仑	委中

重节痛，经主喘咳寒热，合主逆气而泄。”以上均为五脏六腑五输之所主病。它是根据五输的主治与五时和脏腑属性有机的配合，用以说明五输穴在临床上的意义和作用。

在《难经》中还进一步根据五输穴的主治性能与木火土金水五行相配以及脏腑的五行属性，提出了“补母泻子”的取穴法①，《难经・六十九难》曰：“经言

① “补母泻子”的取穴法：本节论述了肺病补母泻子取穴法，其他如下表：

十二经本经补母泻子配穴表

五行	金	金	水	水	木	木	君火	君火	相火	相火	土	土
脏腑	肺	大肠	肾	膀胱	肝	胆	心	小肠	心包	三焦	脾	胃
母穴	太渊	曲池	复溜	至阴	曲泉	侠溪	少冲	后溪	中冲	中渚	大都	解溪
子穴	尺泽	二间	涌泉	束骨	行间	阳辅	神门	小海	大陵	天井	商丘	厉兑

（转下页）

虚者补之，实者泻之……然虚者补其母，实者泻其子[②]。”在临床上一般可根据脏腑五行与五输穴的五行结合起来应用，如肺在五行属金，肺经的实证、热证，可以取肺经五输穴中属“水”的“合”穴尺泽，盖水为金之子，取“水”即为泻“金”，此即所谓“实则泻其子”，同时也可配合肾经的有关腧穴进行治疗。再如肺(金)经的虚证，则当取五输穴中属“土”的输穴太渊，盖土为金之母，取土穴即可以补金，也可同时取脾经的有关输穴，此即所谓“虚则补其母”，亦即“母能令子实”，余可类推。运用这种配穴方法，古今皆不乏例，如李东垣治前阴臊臭，取肝(木)经的行间(火)、心(火)经的少冲(木)，即是运用本法的具体例证。

此外，《难经·七十五难》还提出了“东方实，西方虚，泻南方，补北方”的方法，并举例作了说明：“然金木水火土，当更相平。东方，木也，西方，金也。木欲实，金当平之；火欲实，水当平之；土欲实，木当平之；金欲实，火当平之；水欲

(接上页) 子母经补母泻子配穴法：病在某经某脏腑，就在其母经或子经上取穴。如肺的虚证宜补足太阴脾经太白(母经母穴)，肺的实证应泻足少阴肾经阴谷(子经子穴)。胃经的虚证宜补手太阳经阳谷(母经母穴)，胃经的实证应泻手阳明经商阳(子经子穴)。十二经子母经补母泻子配穴见下表：

十二经子母经补母泻子配穴表

五行	金	金	水	水	木	木	君火	君火	相火	相火	土	土
脏腑	肺	大肠	肾	膀胱	肝	胆	心	小肠	心包	三焦	脾	胃
母穴	太白	足三里	经渠	商阳	阴谷	足通谷	大敦	足临泣	大敦	足临泣	少府	阳谷
子穴	阴谷	足通谷	大敦	足临泣	少府	阳谷	太白	足三里	太白	足三里	经渠	商阳

本经补母泻子配穴法、子母经补母泻子配穴法可以结合运用，临床上可以加强疗效。取穴见下表：

本经补母泻子配穴法、子母经补母泻子配穴法

脏腑	肺	肺	大肠	大肠	胃	胃	脾	脾	心	心	小肠	小肠	膀胱	膀胱	肾	肾	心包	心包	三焦	三焦	胆	胆	肝	肝
虚实	虚	实	虚	实	虚	实	虚	实	虚	实	虚	实	虚	实	虚	实	虚	实	虚	实	虚	实	虚	实
本经穴	太渊	尺泽	曲池	二间	解溪	厉兑	大都	商丘	少冲	神门	后溪	小海	至阴	束骨	复溜	涌泉	中冲	大陵	中渚	天井	侠溪	阳辅	曲泉	行间
异经穴	太白	阴谷	足三里	足通谷	阳谷	商阳	少府	经渠	大敦	太白	足临泣	足三里	商阳	足临泣	经渠	大敦	大敦	太白	足临泣	足三里	足通谷	阳谷	阴谷	少府

② 然虚者补其母，实者泻其子：《难经·六十九难》：“迎而夺之者，泻其子也；随而济之者，补其母也。假令心病，泻手心主俞(输穴)，是谓迎而夺之者也；补手心主井，是谓随而济之者也。”

实，土当平之。东方肝也，则知肝实，西方肺也，则知肺虚，泻南方火，补北方水；南方火，火者，木之子也。北方水，水者，木之母也。水胜火，子能令母实，母能令子虚，故泻火补水，欲令金不(此字疑衍，当删)得平木也。经曰，不能治其虚，何问其余？此之谓也。”其义是木火土金水五行欲实贪胜而务权，则以金水木火土五行之所胜而制其贪，即所谓“一脏不平，所胜平之”，今“东方实，西方虚”，即肝木实，肺金虚，若西方不虚，何以致其东方过实耶？而补泻即折其实而济其不足，故治当泻火补水，泻火则夺其(木)子之气，令子(火)盗母(木)气，以致木虚而火衰，火衰则金不受刑，而金气可复。水为金之子，补水者，益其(金)子气，使子(水)不食于母(金)，则金气当胜。且补水即可制火之光，而火当更衰，则金当益胜，金胜则制木，而木何实之有？此即所谓“令金得平木也”。盖水为木之母，金之子，所以说：“水胜火，子(水)能令母(金)实，母(水)能令子(木)虚。故泻火补水，欲令金得平木也。”其关键在于使金不虚，故云“不能治其虚，焉问其余”。《难经·八十一难》说：“经言无实实，无虚虚，损不足而益有余……假令肝实而肺虚，肝者木也，肺者金也，金木能更平，当知金平木。假令肺实而肝虚，微少气，用针不补其肝。而反重实其肺，故曰实实虚虚，损不足而益有余。”于此恰好作以注脚。或谓“子能令母虚，母能令子实”“东方实，西方虚”当泻火补土为是，大凡子有余则不食母气，母不足则无力荫其子，气有余则制已所胜，而侮所不胜；木实而金虚，则木气凌金，侮所不胜，木实当以金平之，然其气正盛，金虚则求救于母，然其母(土)亦受制，未足以助子，水既为金之子，又为木之母，而泻火补水，使水胜火，则火衰而取气于木，故木气而不胜，水为木母，此所谓“母能令子虚”。木既不实，金免其侮，水为金子，此“子所以能令母实”。此法在《内经》中就已有应用的记载，《灵枢·厥病》篇所载“厥头痛，贞贞头重而痛，泻头上五行，行五，先取手少阴，后取足少阴”即实属于本法的运用。今据其理而推演其五脏虚实补泻治疗法则，以供参考。表列于下(表六)：

至于子午流注逐日按时定穴也是以五输穴为基础，结合阴阳脏腑日时干支等进行选穴的。其内容详后，在此不作赘述(见本书第三篇)。

表六　五脏虚实补泻表

木(肝)实金(肺)虚 { 泻(火):手少阴(少府)
补(水):足少阴(阴谷) }

火(心)实水(肾)虚 { 泻(土):足太阴(太白)
补(木):足厥阴(大敦) }

土(脾)实木(肝)虚 { 泻(金):手太阴(经渠)
补(火):手少阴(少府) }

金(肺)实木(肝)虚 { 泻(水):足少阴(阴谷)
补(土):足大阴(太白) }

水(肾)实土(脾)虚 { 泻(木):足厥阴(大敦)
补(金):手太阴(经渠) }

第九节　原络配穴法

“原”指本原、原气的意思。原穴是脏腑、经络原气聚集止辄之处,也是三焦之气运行出入留止的部位。五脏六腑、十二经脉分布在四肢腕踝关节之处,各有一个原穴。《灵枢·九针十二原》篇载:“五脏有六腑,六腑有十二原,十二原出于四关,四关主治五脏,五脏有疾,当取之十二原。”它是治疗本经虚实病变的要穴。至于原穴在《内经》中的具体内容以至在隋唐之间衍变的记载,在此就不一一分述了。现将十二经原穴表列于下(表七):

表七　十二经脉原穴表

经　　脉	原穴	经　　脉	原穴
肺手太阴经	太渊	大肠手阳明经	合谷
心包手厥阴经	大陵	三焦手少阳经	阳池
心手少阴经	神门	小肠手太阳经	腕骨
脾足太阴经	太白	胃足阳明经	冲阳
肝足厥阴经	太冲	胆足少阳经	丘墟
肾足少阴经	太溪	膀胱足太阳经	京骨

“络”有联络的意思,络穴是指联络表里两经的络脉别出部位的腧穴,十二经的络脉均有沟通、联络表里两经的作用。因此,每一络穴不仅能治所属络脉的虚实病候,同时也能治疗所属脏腑表里两经的病变。现将十二经脉在四肢

的络穴表列于下（表八）：

表八　十二经脉络穴表

经　　脉	络穴	经　　脉	络穴
肺手太阴经	列缺	大肠手阳明经	偏厉
心包手厥阴经	内关	三焦手少阳经	外关
心手少阴经	通里	小肠手太阳经	支正
脾足太阴经	公孙	胃足阳明经	丰隆
肝足厥阴经	蠡沟	胆足少阳经	光明
肾足少阴经	大钟	膀胱足太阳经	飞扬

原穴和络穴，在临床上既可单独应用，也可相互应用。原络配穴法，就是原穴和络穴的相互配合组成针灸处方的方法。临床上大凡脏腑经络的病变，均可采用此法组成针灸处方，进行治疗。此法也称“十二经治症主客原络配穴”。它是以发病脏腑的原穴为主，配合与其相表里的络穴为客。这种配穴法，在古代针灸文献中有它各自的主治证候，今附录于下：

附：十二经治症主客原络歌

一、肺之主大肠客

太阴多气而少血，心胸气胀掌发热，喘咳缺盆痛莫禁，咽肿喉干身汗越，肩内前廉两乳疼，痰结膈中气如缺，所生病者何穴求，太渊、偏历与君说。

二、大肠主肺之客

阳明大肠侠鼻孔，面痛齿疼腮颊肿，生疾目黄口亦干，鼻流清涕及血涌，喉痹肩前痛莫当，大指次指为一统，合谷、列缺取为奇，二穴针之居病总。

三、脾主胃客

脾经为病舌本强，呕吐胃翻疼腹脏，阴气上冲噫难瘳，体重不摇心事妄，疟生振栗兼体羸，秘结疸黄手执杖，股膝内肿厥而疼，太白、丰隆取为尚。

四、胃主脾客

腹膜心闷意凄怆，恶人恶火恶灯光，耳闻响动心中惕，鼻衄唇㖞疟又伤，弃衣骤步身中热，痰多足痛与疮疡，气蛊胸腿疼难止，冲阳、公孙一刺康。

五、真心主小肠客

少阴心痛并干嗌，渴欲饮兮为臂厥，生病目黄口亦干，胁臂疼兮掌发热，若人欲治勿差求，专在医人心审察，惊悸呕血及怔忡，神门、支正何堪缺。

六、小肠主真心客

小肠之病岂为良，颊肿肩疼两臂旁，项颈强疼难转侧，嗌颔肿痛甚非常，肩似拔兮臑似折，生病耳聋及目黄，臑肘臂外后廉痛，腕骨、通里取为详。

七、肾之主膀胱客

脸黑嗜卧不欲粮，目不明兮发热狂，腰痛足疼步难履，若人扑获难躲藏，心胆战兢气不足，更兼胸结与身黄，若欲除之无更法，太溪、飞扬取最良。

八、膀胱主肾之客

膀胱颈病目中疼，项腰足腿痛难行，痢疟狂颠心胆热，背弓反手额眉棱，鼻衄目黄筋骨缩，脱肛痔漏腹心膨，若要除之无别法，京骨、大钟任显能。

九、三焦主包络客

三焦为病耳中聋，喉痹咽干目肿红，耳后肘疼并出汗，脊间心后痛相从，肩背风生连膊肘，大便坚闭及遗癃，前病治之何穴愈，阳池、内关法理同。

十、包络主三焦客

包络为病手挛急，臂不能伸痛如屈，胸膺胁满腋肿平，心中淡淡面色赤，目黄善笑不肯休，心烦心痛掌热极，良医达士细推详，大陵、外关病消释。

十一、肝主胆客

气少血多肝之经，丈夫溃疝苦腰疼，妇人腹膨小腹肿，甚则嗌干面脱尘。所生病者胸满呕，腹中泄泻痛无停，癃闭遗溺疝瘕痛，太、光二穴即安宁。

十二、胆主肝客

胆经之穴何病主？胸胁肋疼足不举，面体不泽头目疼，缺盆腋肿汗如雨，颈项瘿瘤坚似铁，疟生寒热连骨髓，以上病症欲除之，须向丘墟、蠡沟取。

第十节　八脉交会配穴法

本法是根据奇经八脉与十二经脉中八穴交会的理论进行配穴的。八脉指任、督、冲、带、阴跷、阳跷、阴维、阳维等八脉，这八脉虽然并不完全循行于四肢与其各自交会的腧穴直接相通，但由于经脉交会的特殊关系和腧穴的主治性能，古人认为在四肢则各有相通的腧穴：即冲脉通公孙，阴维脉通内关，带脉通足临泣，阳维脉通外关，督脉通后溪，阳跷脉通申脉，任脉通列缺，阴跷脉通照海。八脉交会配穴法，就是根据八脉交会八穴的各自主治特性，配合成四组，即公孙与内关相配，列缺与照海相配，后溪与申脉相配，外关与足临泣相配。每组均各有其适应的病证。此法据窦汉卿的《针经指南》所载："交经八穴者，针道之要也。""乃少室隐者所传也。"由此可见，本法在金元时期已经流传，而经明、清至今，也是临床上喜取贯用的有效针灸处方。今将八脉交会穴配合主治部位表列于下（表九）：

表九　八脉交会穴配合主治部位表

穴脉	主治部位
公孙通冲脉 内关通阴维脉	合于心、胸、胃。
后溪通督脉 申脉通阳骄脉	合于目内眦、颈项、耳、肩髆、小肠、膀胱。
足临泣通带脉 外关通阳维脉	合于目锐眦、耳后、颊、颈、肩。
列缺通任脉 照海通阴骄脉	合于肺系、咽喉、胸膈。

附：八脉交会八穴歌

公孙冲脉胃心胸，内关阴维下总同，
临泣胆经连带脉，阳维目锐外关逢，
后溪督脉内眦颈，申脉阳跷络亦通，
列缺任脉行肺系，阴跷照海膈喉咙。

本法在临床上应用时，凡属二脉相合部位的病变，均可选用与二脉相通的腧穴进行治疗。至于"灵龟八法""飞腾八法"则是在此基础上与阴阳干支和九宫八卦相配合应用，其内容见本书第三篇，在此不作详述。

第十一节　多经配穴法

本法是根据脏腑同病或多种复杂的病变，而采用的一种配穴方法。明代吴崑称此法为"群刺"，他说："药有小方不足以去病，故立重方。重方者，二方、三方合而一之也，此有合从连横用众之兵也。针刺特刺不足以去病，故主群刺，原别根结合而刺之也。此犹守郊关，严险隘，穷搜大索之兵也。”如《灵枢》癫狂篇载：“风逆暴四肢肿，身漯漯，唏然时寒，饥则烦，饱则善变，取手太阴表里，足少阴、阳明之经，肉清取荥，骨清取井、经也。”又说：“狂始发，少卧不饥，自高贤也，自辩智也，自尊贵也，善骂詈，日夜不休。治之取手阳明、太阳、太阴、舌下少阴，视之盛者，皆取之；不盛，释之也。”前后均采用了四经的腧穴，故属于本法的范畴。关于这一方法的具体运用，在后世医籍中也是颇不鲜见的。如“回阳九针”中的哑门、劳宫、三阴交、涌泉、太溪、中脘、环跳、合谷和足三里，共九穴却属于八经。其他如孙思邈的“十三鬼穴”等也属于多经配穴之例。治疗子宫下脱取肾俞、维道、关元、曲泉、三阴交等的配穴，也属于本法的具体运用。

第十二节　按时配穴法

这是一种重要的针灸配穴方法。因其内容较多，本书已另辟专篇介绍(见本书第三篇)。

以上所述配穴方法，是针灸文献处方配穴中用之较为普遍的，也是目前针灸处方配穴的基本方法。这些配穴法在临床上既可单独选用，也可彼此相互配合应用，总之要“师其法而不泥其方”才能应变于无穷。

第五章　脏腑经络证治

疾病的发生，发展，其临床表现虽然千变万化，错综复杂，但究其原因，则不外乎脏腑经络功能的失调。因此，必须掌握脏腑经络病候在临床方面的变化规律，才能作出正确的诊断，拟定恰当的针灸处方，从而进行有效的针灸治疗。现将脏腑经络的主要证治分述于下。

第一节　肺与大肠

肺为五脏之一，居于胸中，开窍于鼻，合于皮毛，其脉下络大肠，与大肠互为表里，司呼吸、主一身之气。肺为娇脏，即恶寒，又畏热。若肺阳亏，虚热内生，症见干咳、少痰，甚或痰中带血、潮热、盗汗等。可取手太阴肺经腧穴和背俞穴为主，配合手、足少阴经腧穴。针用补法，一般不灸。如肺气虚弱，症见咳嗽、口吐清痰、面白懒言、甚或自汗、少气，可取手太阴肺经腧穴和背俞穴为主，配合足太阴脾经和足阳明胃经腧穴。针用补法，并可用灸。若外感风寒，肺卫不宣，症见发热恶寒、无汗、鼻塞、流涕、咳嗽等症，可取手太阴肺经及三阳经腧穴为主，酌配督脉腧穴，针用泻法，或酌情用灸。若邪热蕴肺，肺失宣降，症见发热、咳嗽、胸闷气喘等症，可取手太阴肺经、手阳明大肠经腧穴及背俞穴为主，针用泻法或出血，一般禁用灸法。若湿邪过盛，痰浊阻肺，症见胸胁支满、痰稠而咳吐不爽，可取手太阴肺经腧穴和足阳明胃经腧穴为主，酌配任脉腧穴，针用泻法，或酌情施灸。若风寒湿客于皮毛或入于经络，则症见皮肤不泽，失荣或瘙痒，或经脉所过之处酸楚疼痛、痿软麻木拘急等，可取手太阴肺经、手阳明大肠经腧穴和背俞穴为主，针用泻法或刺血，或针灸并施。

大肠为六腑之一，居于腹内，其脉上膈络脉，与肺为表里，司传送糟粕以排出体外，为传导之官。若寒邪客于大肠，传导功能失常，症见肠鸣、腹痛、泄泻，可取手阳明大肠经的募穴、俞穴与下合穴为主，针灸并用。若邪热犯于大肠，症见肛门灼热、便秽，或为里急后重、痢下赤白，或为痛肿、腹痛拒按，或腹气不通、大便秘结，可取手阳明大肠经的腧穴、募穴、俞穴、下合穴及足阳明胃经的腧穴为主，针用泻法。若气虚下陷，又泄泻不止，或肛门滑脱，可取足太阴脾经，足阳明胃经、任脉、督脉腧穴与本腑俞穴、募穴为主，针用补法或用灸法，或针灸并施。若热邪循经上冲，症见龈肿齿痛、口臭，可取手足阳明经腧穴为主，针用泻法，不灸。

第二节　脾 与 胃

脾为五脏之一，位于中焦，居腹中，开窍于口，主肌肉，其脉络胃，与胃为表里，主运化，吸收输布水谷之精微，为气血生化之源，后天之本。若脾胃虚弱，运化失常，症见呕逆嗳气，食少乏味、肢倦少气，可取本脏俞穴、募穴和足太阴脾经、足阳明胃经腧穴为主，针用补法并可用灸。若脾阳不振，症见腹泻、便溏、腹痛隐隐、四肢欠温或足跗浮肿，可用本脏募穴、俞穴、任脉和足太阴脾经腧穴为主，重用灸法。若湿热交结，中焦受阻，症见腹满脘闷、二便不利或湿热熏蒸、肢黄溺赤，治宜取足太阴脾经、足阳明胃经腧穴为主，针用泻法。若风寒湿邪伤及经络，症见经脉所过之处肿痛、屈伸不利、四肢痿痹不仁或肌肉痿废不用，治宜取足太阴脾、足阳明胃经腧穴为主，热则宜针用泻法，虚寒则宜针灸并用。

胃为六腑之一，位于膈下，居于中焦，上接食道，下连小肠，其脉属胃络脾，与脾为表里。脾胃为仓廪之官，共司升降之职。胃主受纳，腐熟水谷。若胃气虚弱，症见食少纳呆、呃逆、脘部痞闷、腹胀脘痛，可取足阳明胃经的腧穴和募、俞穴为主，针用补法并可用灸。若寒邪偏盛，症见脘腹胀痛、呕吐、呃逆、时泛清水，可取足阳明胃经的腧穴和募、俞穴以及手、足厥阴经腧穴为主，针用平补平泻，或多灸重灸。若热蕴阳明，症见壮热面赤、口渴引饮，可取手阳明大肠经、足阳明胃经的腧穴为主，针用泻法，或刺出血。如热邪蕴胃，上逆则呕吐，下移则便秘，可取手阳明大肠经、足阳明胃经的腧穴和募穴为主，针用泻法。若胃火有余，症见口渴思冷饮、呕吐嘈杂，或食人即吐，或牙龈肿痛、口臭，或消谷善饥、引饮多溺等，可取足阳明胃经、足少阴肾经腧穴为主，酌配手太阴肺经、足太阴脾经的腧穴，针用补泻兼施之法。脾与胃关系最密，发病时每多相互影响，故治疗时可表里经腧穴同用，募穴、俞穴并取，针灸补泻则应酌情施术。

第三节　心与小肠

心为五脏六腑之大主，居于胸中，开窍于舌，主血脉又主神明，其脉下膈络小肠，与小肠为表里。若心阳不足，症见心悸不宁、惊恐气短、胸闷甚至唇爪紫绀，可取手少阴心经的俞穴、募穴和手厥阴心包经腧穴以及其俞穴、募穴为主，针灸并用，施以补法。若心阴亏损，症见虚烦不安、少寐多梦，时或心悸，或健忘，或掌心发热等，可取手少阴心经的腧穴和背俞以及足少阴肾经，手厥阴经腧穴为主，针用补法，一般不灸。若心火上炎，症见口舌生疮、咽痛嗌干，甚至迫血妄行，可取手少阴心经和手厥阴经腧穴为主，并可用手阳明大肠经、手太阳小肠经腧穴，针刺用泻法。若痰火蒙蔽神明，症见神昏谵语、壮热面赤，或心悸不寐、癫狂等，可取手少阴心经、手厥阴心包经腧穴为主，配合手阳明大肠经和督脉的腧穴以及十二井穴，针刺用泻法，或三棱针点刺出血。

小肠为六腑之一，居于腹内，上接幽门与胃相通，下接阑门与大肠相连，其脉上膈络于心，与心为表里，为受盛之官，主分泌清浊。若饮食伤中，小肠虚寒，症见肠鸣腹胀、腹痛喜按，可取手太阳小肠经的俞穴和募穴及足阳明经腧穴为主，配合足太阴经，针灸并用。小肠实热则心烦口渴、咽痛耳聋、小便赤涩，或便血紫黑，或少腹疼痛，可取手太阳小肠经的腧穴和募穴、俞穴为主，针用泻法或刺出血，一般不灸。心为君主，手厥阴心包络为心之宫城，为神明出入之处，因此心病多用手厥阴心包经腧穴。足太阴脾为后天之本，心血生化之源，且其经脉注心中，所以心病也常用足太阴脾经腧穴。小肠连属于胃，故小肠有病，亦常用足阳明经腧穴。

第四节　肾与膀胱

肾为五脏之一，居腰脐位于下焦，左右各一。为元阴元阳、水火之脏，主水藏精，主骨生髓，开窍于耳及二阴，其脉络膀胱，与膀胱为表里。为先天之本。若肾阳不足，症见阳痿早泄、形寒畏冷，腰酸溺多、头晕耳鸣，可取足少阴肾经的腧穴和背俞、任脉、督脉之腧穴为主，以灸为主，或针用补法，或针灸并用。若肾不纳气，症见少气、动则气喘、或有自汗，可取足少阴肾经腧穴和任脉、督脉输穴为主，针灸并施，用补法。若阳虚水泛，症见水溢肌肤、漫肿肤冷、下肢尤甚、按之如泥，或肾阳衰惫、大便溏泄，可取足少阴肾经的腧穴、背俞、任脉及足太阴脾经腧穴为主，针刺补泻并用，并多用灸法。若肾阳亏虚，症见头昏耳鸣、多梦遗精、口干咽燥，或见咳嗽、痰中带血，可取足少阴肾经腧穴和背俞为主，兼取手太阴肺经、足太阴脾经和手少阴心经腧穴，针用补法，一般不灸。肾少实证，故一般多以培补为主，但阴虚可导致阳亢，又当补泻兼施。

膀胱为六腑之一，居下焦位于少腹，职司小便，为州都之宫，水液藏焉。其脉络肾，与肾为表里。若膀胱虚寒，与肾脏同病，症见尿频、遗尿，可取足太阳膀胱经的俞穴、募穴与足少阴肾经、任脉腧穴为主，配足太阴脾经腧穴。针灸并施，用补法。若膀胱实热，症见小便不利，或闭而不通，或兼脓血砂石、茎中热痛，少腹胀急，可取足太阳膀胱经的腧穴，募穴、俞穴和任脉、足三阴经腧穴为主，针用泻法，一般不灸。若因肾气不足，导致三焦气化不行，症见水湿内停、肌肤肿胀，或腹冷而遗尿、小便失禁，可取足太阳膀胱经的俞穴、募穴与下合穴为主，配合任脉、足太阴经腧穴，针灸并用。若风寒湿邪外袭，经脉之气闭阻，症见头痛，项背、腰脊、尻、腘、腨、足酸痛、冷重等，可取督脉、足太阳膀胱经腧穴为主，针用泻法，或三棱针刺出血，或酌情针灸并施。

第五节　心包与三焦

心包为心之宫城，具有保护心主之功用而代心受邪。其经下膈历络三焦，与三焦为表里，其症与心略同，其治亦无多大差异故不一一详述。

三焦为六腑之一，泛指上、中，下三部的总称。其脉络心包，与心包为表里，职司一身之气化，为决渎之官，通利水道。人体气血津液的正常输布、水谷的消化吸收、水液的代谢等，都有赖于三焦的“气化”作用。故其发病多为气化失司，其症若在上焦，可影响到肺气的宣降，其治当参肺与大肠之症治。三焦不和而病在中焦，可涉及到脾胃升降失司，其治当参脾与冒之证治。若病在下焦，多为气化失调，症见小便不利等，与肾、膀胱有近似之处，其治亦雷同，可参肾与膀胱之证治，故于此不再一一赘言。

第六节　肝与胆

肝为五脏之一，肝居于右胁，开窍于目，肝藏血，主筋，又主疏泻，其性调达，其脉络胆，与胆为表里。若肝气郁结，症见胁肋疼痛、胸闷不舒、嗳气、善太息，可取足厥阴肝经、足少阳胆经腧穴为主，配足太阴脾经、手厥阴心包经腧穴，针用泻法。若肝气横逆，症见气逆干呕、泛吐酸水，或腹痛泻泄，可取足厥阴肝经腧穴为主，配足太阴脾经、足阳明胃经腧穴，针用补泻并施之法。若肝郁气滞，症见睾丸肿痛、引及少腹，或寒或热，可取足厥阴肝经腧穴为主，配合任脉、足少阴肾经、足太阴脾经腧穴，根据寒热性质而决定针灸补泻。若气郁化火，症见目胀、巅痛、眩晕、心烦，可取足厥阴肝经、足少阳胆经腧穴，针用泻法。若肝风内动，症见猝然昏倒，或四肢抽搐、角弓反张，或见口㖞、半身不遂、言语謇[①]涩，可取足厥阴肝经、督脉及十二井穴，针用泻法或三棱针刺出血。若肝阴不足，虚阳上扰，症见头目晕眩、两目干涩、耳鸣、肢体麻木，咽干、少寐多梦，可取足少阳胆经、足少阴肾经腧穴为主，配手少阳三焦经腧穴，针刺补泻并施，一般不灸。

胆为六腑之一，胆附于肝，与肝同居于右胁，其脉络肝，与肝为表里。若胆病实热，症见胆火亢炽之状，头痛目赤、胁痛耳鸣、口苦咽干，可取足少阳胆经、足厥阴肝经腧穴为主，配合手少阳三焦经腧穴，针用泻法，不灸。若胆气虚，症见易惊善恐、夜寐不安、善太息，可取足少阳胆经的背俞及手厥阴心包经、足厥阴肝经、足太阴脾经腧穴为主，针用补法或针灸并施。

以上在各经络循行通路上，可因外受风寒湿邪，或寒邪化火，或为风湿热邪所侵，致经气运行不畅而为痹症，都可采用局部（邻近）或远部腧穴，结合对症腧穴，组成针灸处方施治。寒邪宜灸，热邪宜针。湿热不解，肢体痿废不用，其热邪尚存者，宜泻其热，可取手、足阳明及手、足少阳经腧穴为主，单针不灸；若热邪已去，经气虚弱，可取手、足阳明经腧穴为主，配合手、足太阴等经腧穴，宜针灸并用，又可酌情施以补法。

第二篇　常见病证的针灸腧穴配方

第一章　伤寒热病

伤寒热病，是泛指一切外感风寒时疫之邪所引起的发热性疾。《素问·热论》载："今夫热病者，皆伤寒之类也。"《难经·五十八难》曰："伤寒有五，有中

① 謇：原为"蹇"，据文义改，下同。

风，有伤寒，有湿温，有热病，有温病。”其名虽异，然皆因感四时之外邪而起，故其病始发，虽有恶寒者，有微恶寒者，有不恶寒者不同，但都以发热为主症。《素问·生气通天论》说：“体若燔炭，汗出而散。”又《素问·阴阳应象大论》说：“其在皮者，汗而发之。”《灵枢·刺节真邪》篇更说：“凡刺热邪越而苍，出游不归乃无病。为开通辟门户，使邪得出病乃已。”多在临床上由于感病季节和发病时间的长短、轻重不同，以及病邪传变的先后部位等有异。因此，必须结合病人的具体情况，因病因人而施治。如有适于祛风散寒解表者，有适于清热散风解表者，或里清外解，或只清不解者，更有适于助气解表者，或应予滋阴解表者，对此在临床选方配穴时，或舍证从脉，或舍脉从证，或脉证合参。需知大实有羸状，至虚有盛候。不可执其一而舍其余。才能做到有的放矢。收如桴应鼓之效。今选方如下：

方一（出《灵枢·刺节真邪》篇）

【主治】 阴气不足则内热，阳气有余则外热，内热相搏。热于怀炭，外畏绵帛近，不可近身，又不可近席。腠理闭塞则汗不出，舌焦唇槁腊，干嗌燥，饮食不让美恶。

【处方】 天府、大杼、中膂俞、补手足太阴（鱼际、太渊、大都、太白）以去其汗。

【附注】 天府、大杼使膀胱所滋之津液外濡其皮毛。中膂俞通津液，上滋心肺，以去其热。肺主皮毛，脾为胃行其津液，故当补手足太阴以出其汗，汗出热退而疾可除。

方二（出《灵枢·热病》篇）

【主治】 热病先腹痛，窒鼻充面。

【处方】 五十九腧。

【附注】 五十九腧是指针刺热病的五十九个腧穴，据《灵枢·热病》篇载，五十九刺包括两手内、外各三（即十二井穴），手五指本节后各一（即后溪、中渚、三间、少府，左右共八穴），足五趾本节后各一（即束骨、临泣、陷谷、太白，左右共八穴）。头入前发际一寸傍三分各三（即五处、承光、通天，左右共八穴），更入发际三寸各[1]五（即临泣、目窗、正营、承灵、脑空，左右共十穴），耳前后各一（即听会、完骨，左右共四穴），口下一（承浆），项中一（哑门），巔一（百会），囟会一穴，神庭一穴，风府一穴，廉泉一穴，以及风池、天柱各二穴。以上共五十九穴，称为五十九腧。

方三（出《灵枢·热病》篇）

【主治】 热病先身涩倚而热，烦悗，干唇口嗌。

【处方】 五十九腧。

【附注】 五十九腧，详见方二注。

方四（出《灵枢·热病》篇）

【主治】 热病嗌干多饮，善惊，卧不能起。

【处方】 五十九腧。

【附注】 五十九腧，详见方二注。

方五（出《灵枢·热病》篇）

【主治】 热病身重骨痛。耳鸣而好瞑。

【处方】 五十九腧。

【附注】 五十九腧，详见方二注。

方六（出《灵枢·热病》篇）

【主治】 热病挟脐急痛，胸胁满。

【处方】 涌泉、阴陵泉、嗌里。

【附注】 嗌里，即任脉的廉泉穴。

方七（出《素问·刺热》篇）

【主治】 热病先胸胁痛，手足躁。

---

① 各：原为“边”，据上下文义改。

【处方】 刺足少阳，补足太阴。病甚者，五十九刺。

【附注】

(1) 足少阳，足太阴：据《素问·刺热》篇王冰注："此则举正取之例。然足少阳木病，而泻足少阳之木气，补足太阴之土气者，恐木传于土也。胸胁痛，丘墟主之。补足太阴之脉。当于井荥取之也。"足太阴之井、荥即指足太阴之隐白、大都二穴。

(2) 五十九刺：为治热病的要穴。据《素问·水热穴论》载，五十九刺包括泻诸阳之热的头上五行行五（头上五行，督脉在中，两旁各两行，共五行，每行五穴。中行为督脉的上星、囟会、前顶、百会、后顶；向外两行为足太阳膀胱经的五处、承光、通天、络却、玉枕；最外两行为足少阳胆经的头临泣、目窗、正营、承灵、脑空），共二十五穴。泻胸中之热的大杼、膺俞（中府）、缺盆、背俞（风门），共八穴。泻胃热的气街（气冲）[①]、足[②]三里、上巨虚，下巨虚，共八穴。泻四肢热的云门、髃骨（肩髃）、委中、髓空，共八穴。泻五脏热的五脏俞傍五（即肺俞之傍的魄户、心俞之傍的神堂、肝俞之旁的魂门、脾俞之傍的意舍、肾俞之傍的志室，皆足太阳膀胱经穴）共十穴。以上共为五十九腧。按《素问》水热穴论及《灵枢·热病》篇各有五十九刺。共计一百一十八穴，其中百会、囟会、五处、承光、通天、临泣、目窗、正营、承灵、脑空等十八穴重复，故尚存一百个穴位，均是治热病的要穴。在临床上可根据不同热病，选取有关腧穴进行治疗。

方八(出《素问·刺热》篇)

【主治】 热病始于手臂痛者。

【处方】 刺手阳明、太阴，而汗出止。

【附注】 手阳明、太阴：《素问》刺热篇王冰注："手臂痛，列缺主之……欲出汗，商阳主之。"

---

① 气街（气冲）：古代治疗胃病，多取气街（气冲），今人多用足三里，因为气街（气冲）在下腹部，取穴不便且有一定的危险。

② 足：原无，据上下文义加。

方九(出《素问·刺热》篇)

【主治】 热病先眩冒而热,胸胁满。

【处方】 刺足少阴、少阳。

【附注】《素问·刺热》篇王冰注:"亦井荥也。"即足窍阴、侠溪、涌泉、然谷。

方十(出《灵枢·热病》篇)

【主治】 热病三日,而气口静,人迎躁者。

【处方】 取之诸阳,五十九刺。

【附注】 此症虽三阳。而气口静,人迎躁,而邪犹在表,故当取诸阳,五十九腧。以泻其热而出其汗,实其阴,以补其不足。

方十一(出《灵枢·热病》篇)

【主治】 热病,而汗且出,及脉顺可汗者。

【处方】 鱼际、太渊、大都、太白。

【附注】 此方泻之则热去,补之则汗出。汗出太甚,可取踝上横脉三阴交以止之。

方十二(出《甲乙经》)

【主治】 热病汗不出。

【处方】 天柱、风池、商阳、关冲、液门。

方十三(出《甲乙经》)

【主治】 热病烦心,足寒清多汗。

【处方】 然谷、太冲、太溪,皆先补之。

方十四(出《素问·刺热》篇)

【主治】 肝热病者,小便先黄,腹痛,多卧,身热。然争则狂言及惊,胁满痛，手足躁，不得安卧，庚辛甚，甲乙大汗，气逆则庚辛死。

【处方】 刺足厥阴、少阳。

【附注】 按《素问·热论》篇所载："治之各通其脏脉，病日衰已矣。"而此言，刺足厥阴、少阳，亦当为之井荥（以下四脏[①]之表里刺同），即大敦、行间、足窍阴、侠溪。

方十五（出《素问·刺热》篇）

【主治】 心热病者，先不乐，数日乃热。热争则卒心痛，烦闷善呕，头痛面赤，无汗，壬癸甚，丙丁大汗，气逆则壬癸死。

【处方】 刺手少阴、太阳。

方十六（出《素问·刺热》篇）

【主治】 脾热病者，先头重，颊痛，烦心，颜青，欲呕，身热。热争则腰痛，不可用俯仰，腹满泄，两颔痛，甲乙甚，戊己大汗。气逆则甲乙死。

【处方】 刺足太阴、阳明。

方十七（出《素问·刺热》篇）

【主治】 肺热病者，先淅然厥起毫毛，恶风寒，舌上黄，身热。热争则喘咳，痛走胸膺背，不得太息，头痛不堪，汗出而塞，丙丁甚，庚辛大汗，气逆则丙丁死。

【处方】 刺手太阴、阳明。

【附注】 少商、商阳，出血如豆大。

方十八（出《素问·刺热》篇）

【主治】 肾热病者，先腰痛骺酸，苦渴数饮，身热。热争则项痛而强，骺寒且酸，足下热，不欲言，其逆则项痛员员澹澹然，戊己甚，壬癸大汗，气逆则戊己死。

---

① 脏：据上下文，应为"穴"。

【处方】 刺足少阴、太阳。

方十九(出《素问・水热穴论》篇)

【主治】 以越渚[①]阳之热逆。

【处方】 头上五行行五。

【附注】 其穴见本章方七注。

方二十(出《素问・水热穴论》篇)

【主治】 以泻胸中之热。

【处方】 大杼、膺俞、缺盆、背俞。

【附注】 膺俞,正名中府。背俞即风门。

方二十一(出《素问・水热穴论》篇)

【主治】 泻胃中之热。

【处方】 气街[②]、足[③]三里、上巨虚、下巨虚。

方二十二(出《素问・水热穴论》篇)

【主治】 泻四肢之热。

【处方】 云门、髃骨、委中、髓空。

【附注】 髃骨即肩髃。髓空当为足少阴之横骨。

方二十三(出《千金要方》)

【主治】 热病振栗,鼓颔,腹满阴痿,色不变。

【处方】 鱼际、阳谷。

---

① 渚:此处应为“诸”,据《素问・水热穴论》(田代华整理.黄帝内经素问[M].北京:人民卫生出版社.2005:114)改。

② 气街:为气冲穴。

③ 足:原无,据上下文义加。

方二十四(出《千金要方》)

【主治】 热病汗不出。

【处方】 经渠、阳池、合谷、支沟、前谷、内庭、后溪、腕骨、阴谷、厉兑、冲阳、解溪。

【附注】《资生经》同。

方二十五(出《千金要方》)

【主治】 热病烦心,心闷,先臂身热,瘈疭,唇口聚、鼻张、目大,汗出如珠。

【处方】 列缺、曲池。

【附注】《资生经》同。

方二十六(出《千金要方》)

【主治】 热病烦心,心闷汗不出,掌中热,心痛,身热如火,浸淫烦满,舌本痛。

【处方】 中冲、劳宫、大陵、间使、关冲、少冲、阳溪、天髎。

方二十七(出《千金要方》)

【主治】 热病先不乐,头痛面热,无汗。

【处方】 中渚、液门、通里。

【附注】《资生经》同。

方二十八(出《千金要方》)

【主治】 汗出寒热。

【处方】 五处、攒竹、正营、上脘、缺盆、中府。

方二十九(出《千金要方》)

【主治】 热病,偏头痛引目外眦。

【处方】 悬厘、鸠尾。

【附注】《资生经》同。

方三十(出《千金要方》)

【主治】 热病、烦满汗不出。

【处方】 上脘、曲差、上星、陶道、天柱、上髎、悬厘、风池、命门、膀胱俞。

【附注】《资生经》同。

方三十一(出《千金要方》)

【主治】 热病汗不出,凄厥寒热。

【处方】 玉枕、大杼、心俞、膈俞、肝俞、陶道。

【附注】《资生经》《古今医统》同。

方三十二(出《千金要方》)

【主治】 身热,头痛,进退往来。

【处方】 神道、关元。

【附注】《资生经》同。

方三十三(出《千金要方》)

【主治】 热病先腰痛胫酸,喜渴数饮食,身热项痛而强,振寒,寒热。

【处方】 支正、少海。

方三十四(出《千金要方》)

【主治】 热病烦心,足寒清,多汗。

【处方】 然谷、太溪、冲阳。

【附注】 皆先补之。

方三十五(出《千金要方》)

【主治】 热病先腰胫酸,喜渴数饮,身清,清清则项痛而寒且酸,足热不欲言,头痛颠颠然。

【处方】 涌泉、至阴、通谷。

方三十六(出《资生经》)

【主治】 热病汗不出。

【处方】 腕骨、前谷。

方三十七(出《济生拔粹》)

【主治】 伤寒交汗不出。

【处方】 风池、侠溪、鱼际、经渠、内庭。

方三十八(出《济生拔粹》)

【主治】 伤寒胸中热不已。

【处方】 中脘、足三里、上巨虚、下巨虚、气冲。

【附注】 此方系本章中方二十一(《素问·水热穴论》所载"此八者以泻胃中之热也"方)加中脘。

方三十九(出《玉龙歌》)

【主治】 伤寒无汗,或汗出过多。

【处方】 合谷、复溜。

方四十(出《神应经》)

【主治】 伤寒,身热头痛。

【处方】 攒竹、大陵、神门、合谷、鱼际、中渚、液门、少泽、委中、太白。

方四十一(出《神应经》)

【主治】 伤寒,汗不出。

【处方】 风池、鱼际、经渠、二间。

方四十二(出《针灸大全》)

【主治】 伤风、四肢烦热头痛。

【处方】 列缺、经渠、曲池、合谷、委中。

方四十三(出《针灸聚英》)

【主治】 发热。
【处方】 少冲、曲池。

方四十四(出《古今医统》)

【主治】 伤寒身热汗不出。
【处方】 曲池、合谷、解溪、厉[1]兑。

方四十五(出《百症赋》)

【主治】 热病汗不出。
【处方】 大都、经渠。

方四十六(出《针灸聚英》)

【主治】 发热……汗不出。
【处方】 合谷、后溪、阳池、厉兑、解溪、风池。

方四十七(出《针灸聚英》)

【主治】 热病汗不出。
【处方】 商阳、合谷、阳溪、侠溪、厉兑、劳宫、腕骨。

方四十八(出《针灸大成》)

【主治】 伤寒大热不退。
【处方】 曲池、绝骨、足三里、大椎、涌泉、合谷(均泻)。

方四十九(出《针灸大成》)

【主治】 伤寒无汗。

---

① 厉：原为"历",据腧穴名改,下同。

【处方】 内庭(泻)、合谷(补)、复溜(泻)、百劳。

方五十(出《类经图翼》)

【主治】 伤寒,头痛,身热。

【处方】 二间、合谷、神道、风池、期门、间使、足三里。

方五十一(出《类经图翼》)

【主治】 伤寒,汗不出。

【处方】 合谷、腕骨、通里、期门、足三里、复溜。

方五十二(出《针灸集成》)

【主治】 伤寒过六日不解者。

【处方】 期门、关元、太冲、足三里、内庭。

方五十三(出《针灸集成》)

【主治】 热病烦心汗不出。

【处方】 中冲、劳宫、少冲、关冲、大陵、阳溪、曲泽、孔最(三壮至五壮而汗)。

【附注】《千金要方》载:"孔最主臂厥热痛(《甲乙经》注引作"病")。汗不出,皆灸刺之,此穴可以出汗。"后诸书多载此穴可以出汗。

方五十四(出《针灸逢源》)

【主治】 伤寒汗不出。

【处方】 腕骨、阳谷、合谷(泻)、复溜(补)。

方五十五(出《针灸逢源》)

【主治】 伤寒虚汗不止。

【处方】 风池、五处、攒竹、上腕、少商、合谷(补)、复溜(泻)。

第二章　寒热病（附：瘰疬[①]、马刀）

寒热病是临床上最常见的一个症状，其因据《素问》生气通天论载："因于露风，乃生寒热。"《素问·阴阳别论》也载："三阳为病发寒热。"《素问·风论》更进一步阐述它的病机，它说："风气藏于皮肤之间。内不得通，外不得泄。风者，善行而数变，凑理开则洒然寒，闭则热而闷；其寒也，则衰食饮，其热也；则消肌肉，故使人怢栗而不能食，名曰寒热。"本病既有属于内伤者，也有属于外感者。同时在《灵枢》中亦有专篇论述，并详载针灸治法。在临床上有寒热并作，外寒内热、内寒外热、上寒下热或上热下寒等不同病情，并有在皮、在骨等部位深浅之异。因此，在选方治疗时就应随症而异，灵活掌握，或据方施术，或依方加减，各求与病相应，才不致胶柱鼓瑟，以取得应有的疗效。至于瘰疬，亦称"鼠瘘"，生于腋下者称马刀，生于项者称为侠瘿，更有以其形状不同而名蟠蛇疬、瓜藤疬、惠袋瘰、蜂窠疬等名，其因多由肝气郁结，病邪火毒，以致肝肾阴亏，虚火内灼，煎液成痰，流于颈项胸前而成此症。因其亦发寒热，故附于此，今一并选方如下：

第一节　寒热病

方一（出《灵枢·寒热病》篇）

【主治】　皮寒热者，不可附席。皮发焦，鼻槁腊，不得汗。

【处方】　取三阳之络，补手太阴。

【附注】　取三阳之络，补手太阴：据《类经》二十一卷四十一注，当泻足太阳之络穴飞扬，补手太阴之鱼际、太渊。盖太阳即三阳，主在表之热，而手[②]太阴可以取汗也。

---

① 疬：原为"疠"，据病名改，余同。

② 手：原为"臂"，据上下文义改。

方二(出《灵枢·寒热病》篇)

【主治】 肌寒热者,肌痛,毛发焦而唇槁腊,不得汗。

【处方】 取三阳于下,以去其血者,补足太阴以出其汗。

【附注】 三阳于下:《类经》二十一卷四十一注:“取三阳如上文(即方一注),补足太阴之大都、太白,可以出汗”,以去其热。大都、太白以发汗,寒热可得以汗解。

方三(出《灵枢·寒热病》篇)

【主治】 骨寒热者,病无所安,汗注不休,齿未槁。

【处方】 取其少阴于阴股之络。

【附注】《类经》三十一卷四十一注:“当取足少阴之络穴大钟以治之。”

方四(出《灵枢·口问》篇)

【主治】 寒气客于皮肤,阴气盛,阳气虚,故为振寒、寒栗。

【处方】 补诸阳。

【附注】《类经》十八卷七九注:“振寒者,身怯寒而振栗也。补诸阳者,凡手足三阳之原、合及阳跷等穴,皆可酌情而用之。”

方五(出《素问·骨空论》篇)

【主治】 寒热。

【处方】 大椎、长强(均灸,以年为壮数①)。

方六(出《灵枢·刺节真邪》篇)

【主治】 上寒下热。

【处方】 先刺其项太阳,久留之。已刺,则熨项与肩胛,令热下合乃止。

【附注】《类经》二十一卷三十五注:“上寒下热者,阳虚于上而实于下也,

① 以年为壮数:根据年龄决定艾灸壮数。

当先刺项间足太阳经大杼、天柱等穴，久留其针而补之。仍温熨肩项之间候其气至，上热与下相合，乃止其针，此所谓推其下者而使之上也。”

方七(出《甲乙经》)

【主治】 寒热。

【处方】 五处、天池、风池、腰俞、长强、大杼、中膂俞、上髎[①]、龈交、上关、关元、天牖、天容、合谷、阳溪、关冲、中渚、阳池、消泺、少泽、前谷、腕骨、阳谷、少海、然谷、至阴、昆仑。

方八(出《千金要方》)

【主治】 寒热头痛，喘渴，目不可视。

【处方】 神庭、水沟。

方九(出《千金要方》)

【主治】 寒热痉反折。

【处方】 中膂俞、长强、肾俞。

方十(出《千金要方》)

【主治】 寒热凄厥、鼓颔、瘈痉口噤。

【处方】 承浆、大迎。

方十一(出《千金要方》)

【主治】 汗出寒热。

【处方】 五处、攒竹、正营、上管[②]、缺盆、中府。

方十二(出《千金要方》)

【主治】 寒热，皮肉骨痛，少气不得卧，支满。

---

① 髎：原为“膠”，据穴名改。

② 上管：即上脘。

【处方】 膈俞、中府。

方十三(出《千金要方》)

【主治】 寒热凄索,气上不得卧。

【处方】 肩井、关冲。

方十四(出《资生经》)

【主治】 洒淅寒热。

【处方】 陶道、神堂、风池。

方十五(出《资生经》)

【主治】 寒热。

【处方】 (1) 神道、少海。

(2) 飞扬、光明。

方十六(出《资生经》)

【主治】 脏腑积聚,心腹满,腰背痛,饮食不消,吐逆,寒热往来,小便不利,羸瘦少气。

【处方】 三焦俞(灸随年壮)、胃管(即中脘,灸百壮)。

方十七(出《资生经》)

【主治】 盗汗,寒热,恶寒。

【处方】 肺俞(灸随年壮,针五分)、阴郄(灸百壮)。

方十八(出《神应经》)

【主治】 寒热。

【处方】 风池、少海、鱼际、少冲、合谷、复溜、临泣、太白。

第二节　瘰疬、马刀

方一(出《甲乙经》)

【主治】 寒热颈疬,适肩臂不可举。

【处方】 臂臑、臑俞。

方二(出《甲乙经》)

【主治】 马刀肿瘘。

【处方】 渊腋、京门、支沟。

方三(出《资生经》)

【主治】 寒热颈瘰疬。

【处方】 大迎、手[①]五里、臂臑

方四(出《针灸大全》)

【主治】 项生瘰疬,绕颈起核,名曰蟠蛇疬。

【处方】 天井、风池、肘尖、缺盆、十宣。

方五(出《针灸大全》)

【主治】 瘰疬延生胸前,连腋下者,名曰瓜藤疬。

【处方】 肩井、膻中、大陵、支沟、阳陵泉、外关。

方六(出《针灸大全》)

【主治】 左耳根生,名惠袋疬。

【处方】 翳风、后溪、肘尖、外关。

---

① 手:原无,据上下文加。

方七(出《针灸大全》)

【主治】 右耳根生,名蜂窠疬。

【处方】 翳风、颊车、后溪、合谷、外关。

方八(出《针灸大成》)

【主治】 瘰疬结核。

【处方】 肩井、曲池、天井、三阳络、阳陵泉。

方九(出《类经图翼》)

【主治】 蜂窠疬自左边起,七七窍皆出脓。

【处方】 肩髎(灸七～九壮)、曲池、天池、天井(灸二七壮)、三间(灸三七壮)。

方十(出《类经图翼》)

【主治】 锥锐疬,左边生起。

【处方】 肩髃、曲池、天井。

方十一(出《类经图翼》)

【主治】 盘蛇疬,延颈生者。

【处方】 肩髃、曲池、人迎(灸七壮)、肩外俞(灸二七壮)、天井(二七壮)、骑竹马穴(灸三七壮)。

方十二(出《类经图翼》)

【主治】 瓜藤疬,胸前生者。

【处方】 曲池、少海、骑竹马穴。

方十三(出《类经图翼》)

【主治】 马刀腋下者。

【处方】 渊液、支沟、外关、足临泣。

【附注】 此方颈腋俱治。

方十四(出《类经图翼》)

【主治】 疬疮生于颊下,及颊车边者。

【处方】 肩髃、曲池、合谷、足三里(各灸七壮)。

【附注】 以上凡感毒深者,灸后再二三次报之更佳。

方十五(出《针灸集成》)

【主治】 瘰疬……联珠疮。

【处方】 百劳(灸三七壮)、肘尖(灸百壮)。初出之核,以针刺核正中,出针后再用雄黄和艾作炷,灸三七壮。

方十六(出《针灸集成》)

【主治】 蟠蛇疬。

【处方】 天井、风池、肘尖(灸百壮)。换治足三里、百劳、神门、中渚、外关、大椎(灸)。

第三章 中 风

中风或称“卒中”,包括现代医学所说的脑血管意外及其后遗症。症见口眼㖞斜,半身不遂,甚则突然昏倒,不省人事,言语謇涩或不语等。因其多由气血逆乱,阴阳失调,或气血亏虚,风邪乘虚而入,或情志失调,或饮酒饱食,或房室劳倦等诱因,以致肝阳暴张,阳化风动,血随气逆,清窍闭塞,经络不通,而成此疾。如由外风所致的,一般称为“真中风”;若由内因所致的,称为“类中风”。临床上症见卒然昏倒,不省人事,㖞僻不遂者,称为“中脏腑”,《内经》对此每称为“厥证。”而只见㖞僻不遂者则称为“中经络”,亦称为“偏枯”。《灵枢·热病》篇说:“偏枯,身偏不用而痛,言不变,志不乱,病在分腠之间,巨针取之,益其不足,损其有余,乃可复也。”对本病的治疗,则是根据所出现的不同证候,进行遣方配穴，今选方如下：

第一节　中风牙关紧闭

方一（出《千金要方》）

【主治】　口噤不开，引鼻中。

【处方】　龈交、上关、大迎、翳风。

方二（出《千金要方》）

【主治】　唇吻不收，瘖不能言，口噤不开。

【处方】　合谷、水沟。

方三（出《济生拔粹》）

【主治】　中风口噤，牙关不开。

【处方】　水沟、颊车（均针入四分，得气即泻）。

方四（出《神应经》）

【主治】　口噤。

【处方】　颊车、支沟、外关、列缺、内庭、厉兑。

方五（出《针灸大全》）

【主治】　中风口噤不开，言语謇涩。

【处方】　申脉、地仓（透颊车）、颊车、人中、合谷。

方六（出《针灸大全》）

【主治】　中风牙关紧闭。

【处方】　人中、承浆、颊车、合谷。

【附注】　手中指相合灸之尤妙。

方七(出《针灸聚英》)

【主治】 中风口噤不开。

【处方】 颊车、承浆、合谷。

【附注】 以上诸穴均用刺法,唯颊车穴可用灸法。

方八(出《针灸大成》)

【主治】 中风口噤不开。

【处方】 颊车、人中、百会、承浆、合谷。

【附注】 以上诸穴均用泻法。此症皆气痰灌注,气血错乱,阴阳失升降所致。如前穴不效,复刺廉泉。

方九(出《针灸集成》)

【主治】 口噤、牙关不开。

【处方】 上关、颊车、阿是。

第二节 中风不省人事

方一(出《济生拔粹》)

【主治】 中风气塞涎上,不语昏危者。

【处方】 百会、风池、大椎、肩井、曲池、间使、足三里。

【附注】 以上七穴左治右,右治左,以取尽风气。神清为度。

方二(出《玉龙经》)

【主治】 中风不语。

【处方】 发际、囟会、百会、中冲、人中。

【附注】 此方系二方合并。

方三(出《乾坤生意》)

【主治】 凡初中风,卒暴昏沉,痰涎壅盛,不省人事,牙关紧闭,药水不下。

【处方】 刺少商、商阳、中冲、关冲、少冲、少泽。

【附注】 急以三棱针刺上穴,当去恶血,使血气流行。又治一切暴死恶候、不省人事及绞肠痧。乃起死回生急救之妙穴。

方四(出《神应经》)

【主治】 诸风不识人。

【处方】 水沟、临泣、合谷。

方五(出《针灸大全》)

【主治】 中风不识人。

【处方】 申脉、中冲、百会、大敦、印堂。

方六(出《古今医统》)

【主治】 风中内脏,气塞涎上,不语昏危。

【处方】 百会,风池、大椎、肩井、曲池、足三里、间使。

【附注】 凡觉心中昏乱,神思不定,手足麻木,此中风之候也,不问是风与气,可速灸此七穴,谓之凿窍疏风,可保无虞也。

方七(出《针灸大成》)

【主治】 中风,不省人事。

【处方】 人中、中冲、合谷。

【附注】 以上穴法,针之不效,奈何?针力不到,补泻不明,气血错乱,或去针速,故不效也。前穴未效,复刺哑门、大敦。

方八(出《类经图翼》)

【主治】 中脏,气塞痰上,昏危不省人事。

【处方】 百会、风池、大椎、肩井、间使、曲池、足三里。

【附注】 凡觉手足挛痹，心神昏乱，将有中风之候，不论是风与气。可依次灸此七穴，则愈。

方九(出《万病回春》)

【主治】 卒中昏倒。

【处方】 百会(灸)、人中、颊车、合谷。

方十(出《针灸集成》)

【主治】 中风口噤，痰塞如引锯声。

【处方】 气海、关元、至阳。

【附注】 气海、关元各灸三壮，至阳灸七壮或三七壮。

第三节 中风口眼㖞斜

方一(出《千金要方》)

【主治】 口㖞僻不能言。

【处方】 四白、巨髎、禾髎、上关、大迎、颧髎、强间、风池、迎香、水沟。

【附注】 《资生经》同，惟无禾髎。

方二(出《千金要方》)

【主治】 僻噤。

【处方】 外关、内庭、足[①]三里、太渊、商丘[②]。

【附注】 《甲乙经》云："口僻刺太渊，引而下之。"

方三(出《千金要方》)

【主治】 口僻痛，恶风寒，不可嚼。

---

① 足：原无，据上下文加。

② 丘：原为"邱"，据现腧穴名改。

【处方】 颊车、颧髎。
【附注】《资生经》同。

方四(出《千金要方》)

【主治】 口不能噤水浆,口僻。
【处方】 水沟、龈交。
【附注】《资生经》同。

方五(出《资生经》)

【主治】 偏风口㖞。
【处方】 冲阳、地仓。

方六(出《资生经》)

【主治】 偏风口㖞。
【处方】 上关、下关。

方七(出《玉龙经》)

【主治】 口眼㖞斜。
【处方】 颊车、地仓。

方八(出《济生拔粹》)

【主治】 中风口眼㖞斜。
【处方】 听会、颊车。

方九(出《神应经》)

【主治】 口眼㖞斜。
【处方】 颊车、水沟、列缺、太渊、合谷、二间、地仓、丝竹空。

方十(出《针灸大全》)

【主治】 中风口眼㖞斜,牵连不已。

【处方】 中脉、人中、合谷、太渊、十宣、瞳子髎、颊车(此穴针入一分,沿皮向下透地仓穴。㖞左泻右,㖞右泻左,可灸二七壮)。

方十一(出《古今医统》)

【主治】 中风口眼㖞斜。

【处方】 听会、颊车、百会、地仓。

【附注】 㖞左则灸右,㖞右则灸左,炷如麦大。频频灸之,口眼正为止。

方十二(出《针灸大成》)

【主治】 口眼㖞斜,中风。

【处方】 地仓、颊车、人中、合谷。

【附注】 酒后卧睡当风,贼风窜入经络,痰饮流注,或因怒气伤肝,房事不节,故有此症。若用上穴针效,一月或半月复发,多为不禁房劳,不节饮食,复刺听会、承浆、翳风,无不效也。或加百会、瞳子髎。

方十三(出《类经图翼》)

【主治】 口眼㖞斜。

【处方】 颊车、地仓、水沟、承浆、听会、合谷。

【附注】 凡口㖞向右者,是左脉中风而缓也,宜灸左㖞陷中二七壮;㖞向左者,是右脉中风而缓也,宜灸右㖞陷中二七壮,艾炷如麦粒可矣。

方十四(出《针灸集成》)

【主治】 口眼㖞斜。

【处方】 合谷、地仓、承浆、大迎、足(原作下)三里、间使。

【附注】 间使灸三七壮,左取右,右取左,主差,神效,灸后令人吹火则乃口正,此其验也。

第四节　中风半身不遂

方一(出《甲乙经》)

【主治】 偏枯不张行,大风默默不知所痛,视如见星,溺黄,小腹热,咽干。

【处方】 照海、横骨。

方二(出《千金要方》)

【主治】 久风,卒风,缓急诸风,卒发动不自觉,或心腹胀满,或半身不遂,或口噤不言,涎唾自出,目闭耳聋,或举身冷直,或烦闷恍惚,喜怒无常,或唇青口白戴眼,角弓反张。

【处方】 神庭、曲差、上关、下关、颊车、廉泉、囟会、百会、本神、天柱、陶道、风门、心俞、肝俞、肾俞、膀胱俞、曲池、肩髃、支沟、合谷、间使、阳陵、阳辅、昆仑(均灸)。

方三(出《千金要方》)

【主治】 猥腿风,半身不遂,失音不语。

【处方】 百会、本神、承浆、风府、肩髃、心俞,手五册、手髓孔、手少阳、足五册、足髓孔、足阳明(均灸)。

方四(出《资生经》)

【主治】 言语謇涩,半身不遂。

【处方】 百会、耳前发际(曲宾[①])、肩井、风市、足[②]三里、绝骨、曲池(各三壮,病在左灸右,右灸左,宜七穴一齐下火)。

【附注】《乾坤生意》同,惟"肩井"作"肩髃"。

---

① 曲宾:此处应为"曲鬓"。

② 足:原无,今据上下文义加。

方五(出《资生经》)

【主治】 偏风,半身不遂。

【处方】 阳陵泉、环跳、曲池。

方六(出《资生经》)

【主治】 半身不遂。

【处方】 下昆仑、委中。

方七(出《资生经》)

【主治】 偏风。

【处方】 地仓、承山、上巨虚、下巨虚。

方八(出《玉龙经》)

【主治】 中风半身不遂。

【处方】 合谷、手三里、曲池、肩井、环跳、血海、阴陵泉、阳陵泉、足三里、绝骨、昆仑。

【附注】 先于无病手足针,宜补不宜泻,次针其有病手足,宜泻不宜补。

方九(出《济生拔粹》)

【主治】 中风、手足不遂。

【处方】 百会、听会、肩髃、曲池、手三里、风市、悬钟。

【附注】 上七穴左治右,右治左,以取尽风气,轻出为度。

方十(出《针灸大全》)

【主治】 中风,半身不遂。

【处方】 手三里、腕骨、合谷、风市、绝骨、申脉、三阴交、行间。

方十一(出《古今医统》)

【主治】 偏风半身不遂。

【处方】 肩髃、曲池、合谷、列缺、环跳、阳陵泉、足三里、绝骨、风市、丘墟、委中。

方十二(出《针灸大成》)

【主治】 中风不语，手足瘫痪者。

【处方】 百会、肩髃、肩井、手三里、合谷、环跳、风市、足三里、委中、阳陵泉。

【附注】 先针无病手足，后针有病手足。若半身不遂，拘急，手足拘挛，但当先补后泻。

方十三(出《类经图翼》)

【主治】 偏风，半身不遂。

【处方】 百会、肩井、上关、列缺、手三里、曲池、阳陵泉、环跳、足三里、绝骨、昆仑、申脉(左患灸右，右患灸左)。

方十四(出《针灸集成》)

【主治】 言语謇涩，半身不遂。

【处方】 百会、耳前发际、肩井、风市、足三里、绝骨、曲池、列缺、合谷、委中、太冲、照海、肝俞、支沟、间使(患左灸右，患右灸左)。

【附注】 上方看病势加减。

第四章 疟　疾

疟疾是因感受疟邪，以致寒战，高热，汗出热退，发作有时为特征的一种病证。古人认为疟疾是属于外感的范畴。《素问·疟论》载："夫痎疟皆生于风。"

《素问・生气通天论》篇更说:"夏伤于暑,秋为痎疟。"祖国医学对本病的认识,在《内经》中就有专篇论述,对它的病因、病机、证候分类以及针灸治疗方法,所述颇详,认为其发病机理是六淫疟邪犯人,伏于半表半里,出入于营卫之间,入于阳多则寒,出于阳多则热,邪正交争而病寒极;若正邪相离,邪气伏居,不与营卫相搏,则寒休热止。正如喻嘉言说:"疟邪每伏于半表半里,入而与阳争则寒,出而与阳争则热。半表半里少阳也,所以寒热往来,亦少阳为主,谓少阳而兼他症则有之。谓他症而不涉及少阳,则不成为疟矣。"对疟疾的治疗据《素问・刺疟》篇载:"凡治疟,先发如食顷,乃可以治,过之则失时也。"这一原则一直为针灸临床医家所遵循。至于针灸治疗方法,则是多种多样的,但每以祛邪扶正、斡旋营卫、和解少阳为主。其方法选录如下:

方一(出《素问・刺疟》篇)

【主治】 温疟汗不出。

【处方】 五十九刺。

【附注】

(1) 温疟系指先热后寒,或热多寒少,汗出不畅或无汗的一种疟疾。张锐在《鸡峰普济方》中说:"先热后寒,名为温疟;但热无寒,名为瘅疟。"

(2) 五十九刺:详见本篇第一章伤寒热病方七附注。

方二(出《素问・刺疟》篇)

【主治】 风疟,疟发则汗出恶风。

【处方】 脏腑之背俞。

【附注】 刺背俞与病相应之俞穴出血。

方三(出《素问・刺疟》篇)

【主治】 疟方欲寒。

【处方】 少商、商阳、太渊、三间、隐白、厉兑、太白、陷谷。

【附注】 此方据《素问》王冰注。

方四(出《素问·刺疟》篇)

【主治】 十二疟三刺而不愈者。

【处方】 廉泉、委中、风门、热府。

【附注】 十二疟指手足三阳经、五脏和胃疟等十二种疟疾。廉泉、委中均刺血。风门系据《素问》王冰注。

方五(出《素问·刺疟》篇)

【主治】 疟脉小实急。

【处方】 至阳、复溜。

【附注】 灸复溜,刺至阳,脉象小为脉气虚,诸急者多寒,寒则宜灸,实为邪盛,故当刺至阳以泻其实。

方六(出《素问·刺疟》篇)

【主治】 疟脉满大急。

【处方】 魄户、神堂、魂门、意舍、志室。

【附注】 适肥瘦出其血。满大急乃阳盛邪实之脉,故宜于五脏傍之俞出血,以泻阳邪。

方七(出《甲乙经》)

【主治】 痎疟。

【处方】 (1) 神庭、百会。

(2) 上星、譩譆、天牖、风池、大杼。

(3) 完骨、风池、大杼、心俞、上髎、譩譆、阴都、太渊、三间、合谷、阳池、少泽、前谷、后溪、腕骨、阳谷、侠溪、至阴、京骨。

【附注】 痎疟是各种疟疾的总称。

方八(出《千金要方》)

【主治】 痎疟。

【处方】 商丘、神庭、上星、百会、完骨、风池、神道、液门、前谷、光明、至阳、大杼。

方九(出《千金要方》)

【主治】 疟寒热。

【处方】 (1) 列缺、后溪、少泽、前谷。

(2) 合谷、阳池、侠溪、京骨。

方十(出《千金要方》)

【主治】 疟病身热。

【处方】 阴郄、少海、商阳、三间、中渚。

方十一(出《千金要方》)

【主治】 疟,咳逆心闷,不得卧,寒热。

【处方】 太渊、太溪、经渠。

【附注】《资生经》同。

方十二(出《千金要方》)

【主治】 疟寒,汗不出。

【处方】 少泽、复溜、昆仑。

【附注】《资生经》同。

方十三(出《资生经》)

【主治】 痎疟。

【处方】 (1) 膈俞、命门、太溪。

(2) 液门、合谷、陷谷、天池。

(3) 腰俞、中脘。

(4) 百会、前谷、风池、神道。

方十四(出《资生经》)

【主治】 温疟。

【处方】 (1)腰俞、中脘。

(2)譩譆、中脘、白环俞。

(3)中脘、大椎。

方十五(出《资生经》)

【主治】 寒疟,不嗜食。

【处方】 内庭、厉兑、公孙。

方十六(出《资生经》)

【主治】 疟多汗,腰痛不可仰俛,目如脱,项似拔。

【处方】 然谷、昆仑。

方十七(出《资生经》)

【主治】 疟寒热。

【处方】 偏历、上髎。

方十八(出《资生经》)

【主治】 乍寒乍热疟。

【处方】 大陵、腕骨、阳关、少冲。

方十九(出《资生经》)

【主治】 久疟。

【处方】 太溪、照海、中渚。

方二十(出《神应经》)

【主治】 久疟。

【处方】 中渚、商阳、丘墟。

方二十一(出《神应经》)

【主治】 久疟不食。

【处方】 公孙、内庭、厉兑。

方二十二(出《针灸大全》)

【主治】 心疟，令人心内怔忡。

【处方】 公孙、神门、心俞、大椎。

方二十三(出《针灸大全》)

【主治】 肝疟，令人气色苍苍，恶寒发热。

【处方】 中封、肝俞、绝骨。

方二十四(出《针灸大全》)

【主治】 肺疟，令人心寒怕惊。

【处方】 列缺、肺俞、合谷。

方二十五(出《针灸大全》)

【主治】 肾疟，令人洒热，腰脊温痛。

【处方】 大钟、肾俞、申脉。

方二十六(出《针灸大全》)

【主治】 脾疟，令人怕寒，腹中痛。

【处方】 商丘、脾俞、足[①]三里。

① 足：原无，今据文义补。

方二十七(出《针灸大全》)

【主治】 胃疟，令人善饥，而不能食。

【处方】 厉兑、胃俞、大都。

方二十八(出《针灸大全》)

【主治】 胆疟，令人恶寒怕惊，睡卧不安。

【处方】 临泣、胆俞、期门。

方二十九(出《针灸大全》)

【主治】 疟疾，先寒后热。

【处方】 后溪、曲池、劳宫。

方三十(出《针灸聚英》)

【主治】 寒疟。

【处方】 (1) 商阳、太溪。

(2) 间使透支沟、大椎。

方三十一(出《针灸大成》)

【主治】 疟疾，先寒后热。

【处方】 绝骨、百会、膏肓、合谷。

方三十二(出《针灸大成》)

【主治】 疟疾，先热后寒。

【处方】 曲池(先补后泻)、绝骨(先泻后补)、膏肓、百劳。

方三十三(出《类经图翼》)

【主治】 疟疾。

【处方】 大椎(灸三壮，三椎节上灸)、谚譆、章门、间使、后溪、环跳、承山、飞阳、昆仑、太溪、公孙、至阴、合谷。

方三十四(出《针灸集成》)

【主治】 痎疟。

【处方】 (1) 发于子午卯酉者,神道(七壮)、绝骨(三壮)。

(2) 发于辰戌丑未者,后溪、胆俞。

方三十五(出《针灸逢源》)

【主治】 久疟,热多寒少。

【处方】 间使、太溪、丘墟。

第五章 咳　嗽

咳嗽是临床上肺系疾患的一种常见病证,其中有声无痰为之咳,有声有痰为之嗽,但每不细分,多连名并称。在《内经》中就有专篇论述。《素问·咳论》载:"五脏六腑皆令人咳,非独肺也。"它根据不同兼症而以五脏六腑的名称命名为"肺咳""肝咳""大肠咳""胃咳"等。但咳嗽究属肺脏为患。《素问·五脏生成》篇说:"咳嗽上气,厥在胸中,过在手阳明、太阴。"《景岳全书》谓:"咳症虽多,无非肺病。"其因多为外感风寒六淫使肺失宣畅而为病,或脏腑功能失调所致。所以张景岳指出:"咳嗽之要,止惟二证,何谓二证,一曰外感,一曰内伤而尽之矣。"目前临床上多分为风寒、风热、燥火、痰湿、劳嗽等不同类型而分别治之,故有祛风散寒、宣肺止嗽者,有清热疏风、润肺止咳者,有理肺清热润燥者,有理肺燥湿化痰者,有养阳清肺宁嗽者,今选方如下:

方一(出《灵枢·五邪》篇)

【主治】 邪在肺,则病皮肤痛,寒热,上气喘,汗出,咳动肩背。

【处方】 中府、肺俞、缺盆。

方二(出《素问·咳论》)

【主治】 肺咳之状,咳而喘息有音,甚者唾血。

【处方】 肺俞、太渊。

【附注】 此方据《素问·咳论》,并参张志聪注拟。下四脏之咳方同。

方三(出《素问·咳论》)

【主治】 心咳之状,咳则心痛,喉中介介如梗状,甚则咽肿喉痹。

【处方】 心俞、大陵。

方四(出《素问·咳论》)

【主治】 肝咳之状,咳则两胁下痛,甚则不可以转,转则两胠下满。

【处方】 太冲、肝俞。

方五(出《素问·咳论》)

【主治】 脾咳之状,咳则右胁下痛,隐隐引肩背,甚则不可以动,动则咳剧。

【处方】 太白、脾俞。

方六(出《素问·咳论》)

【主治】 肾咳之状,咳则腰背相引而痛,甚则咳涎。

【处方】 太溪、肾俞。

方七(出《甲乙经》)

【主治】 咳逆上气。

【处方】 魄户、气舍、谚譆。

方八(出《甲乙经》)

【主治】 咳逆上气,唾沫。

【处方】 天容、行间。

方九(出《资生经》)

【主治】 咳嗽。

【处方】 (1) 缺盆、心俞、巨阙。

(2) 少泽、心俞、库房。

(3) 鱼际、列缺、少泽、缺盆。

方十(出《玉龙歌》)

【主治】 风寒痰咳嗽,喘急。

【处方】 列缺、大渊。

【附汪】 列缺针入三分,横针向臂泻之。大渊针三分,灸三壮。

方十一(出《玉龙歌》)

【主治】 咳嗽痰多。

【处方】 肺俞(灸三壮)、丰隆(针二寸半)。

方十二(出《玉龙歌》)

【主治】 咳嗽,鼻流清涕,喷嚏。

【处方】 风门、太渊(灸)。

方十三(出《玉龙经》)

【主治】 气喘,风痰咳嗽。

【处方】 俞府、乳根。

方十四(出《玉龙经》)

【主治】 久嗽。

【处方】 膏肓、肺俞、关元。

方十五(出《针灸全书》)

【主治】 伤寒咳嗽。

【处方】 百劳、风门、列缺、太渊。

方十六(出《神应经》)

【主治】 咳嗽。

【处方】 尺泽、足三里、经渠、少泽、前谷、解溪、昆仑、肺俞(灸百壮)、膻中(灸七壮)。

方十七(出《神应经》)

【主治】 咳血。

【处方】 列缺、足三里、肺俞、百劳、乳根、风门、肝俞。

方十八(出《神应经》)

【主治】 肺系急,咳而胸痛。

【处方】 中府、前谷、廉泉。

方十九(出《针灸大全·席弘赋》)

【主治】 冷嗽。

【处方】 合谷(补)、三阴交(泻)。

【附注】 冷嗽先宜针合谷,却须针泻三阴交。

方二十(出《针灸大全》)

【主治】 咳嗽寒痰,胸膈间痛。

【处方】 列缺、肺俞、膻中、足三里。

方二十一(出《针灸大全》)

【主治】 久嗽不愈,咳吐血痰。

【处方】 列缺、风门、太渊、膻中。

方二十二(出《针灸聚英》)

【主治】 风、寒、火、劳、痰、湿、肺胀咳嗽。

【处方】 天突、肺俞、肩井、少商、然谷、肝俞、期门、行间、廉泉、扶突(以上诸[①]灸)。曲泽(出血)、前谷。

方二十三(《百症赋》)

【主治】 咳嗽连声。

【处方】 肺俞、天突。

方二十四(出《针灸大成》)

【主治】 咳嗽红痰。

【处方】 百劳、肺俞、中脘、三里。

【附注】 皆由色欲过多,脾肾俱败,怒气伤肝,血不归原,作成痰饮,窜入肺经,久而不活,变成痨瘵。复刺后穴:膏肓、肾俞、乳根、肺俞。

方二十五(出《针灸大成》)

【主治】 久嗽不愈。

【处方】 肺俞、足三里、膻中、乳根、风门、缺盆。

【附注】 皆因食咸物伤肺,酒色不节,或伤风不解,痰流经络,咳嗽不已。

方二十六(出《类经图翼》)

【主治】 咳嗽。

【处方】 天突(七壮)、俞府(七壮)、华盖、乳根(三壮)、风门(七壮)、肺俞、身柱、至阳(十四壮)、列缺。

---

① 诸:此处应为“皆”。

方二十七(出《类经图翼》)

【主治】 寒痰咳嗽。

【处方】 肺俞、膏肓、灵台(九壮不可多)、至阳、合谷、列缺。

方二十八(出《类经图翼》)

【主治】 热痰咳嗽。

【处方】 肺俞、膻中、尺泽、太溪。

方二十九(出《神灸经纶》)

【主治】 咳嗽红痰。

【处方】 列缺、百劳、肺俞、中脘。

方三十(出《针灸集成》)

【主治】 咳嗽……喘急。

【处方】 上星、合谷、太溪、大陵、列缺、足三里(久留针,下其气)。

方三十一(出《针灸集成》)

【主治】 咳嗽……痰喘。

【处方】 膏肓、肺俞、肾俞(均灸)、合谷、太渊(均针)、天突(灸七壮)、神道(三七壮)、膻中(七七壮)。

方三十二(出《针灸逢源》)

【主治】 咳嗽。

【处方】 天突、风门。

第六章　心　　痛

心痛是泛指心痛及胃脘部疼痛的一种临床症状。《素问・至真要大论》载："木郁之发，胃脘当心而痛。"古代文献中所指心痛，当包括脘部疼痛在内。王肯堂在《证治准绳》中说："心与胃各一脏，其病形不同，因胃脘疼处在心下，故有当心而痛之名。"其因或为忧思恼怒，肝气失调，上逆于心，或气滞血郁，或寒逆中焦，脾不健运，或伤于饮食，胃有寒邪，以致脏腑之气逆乱，上干于心而为病。治疗时当辨明其因，审因而治，平其逆乱，和其气血，或理气导滞，或活血解郁，或温化中焦，皆当随证施治。今选方如下：

方一(出《灵枢・厥病》篇)

【主治】　厥心痛，与背相控，善瘈，如从后触其心，伛偻者。

【处方】　京骨、昆仑、然谷。

【附注】　此为肾心痛。

方二(出《灵枢・厥病》篇)

【主治】　厥心痛，痛如以锥针刺其心，心痛甚者。

【处方】　然谷、太溪。

【附注】　此为脾心痛。

方三(出《灵枢・厥病》篇)

【主治】　厥心痛，色苍苍如死状，终日不得太息。

【处方】　行间、太冲。

【附注】　此为肝心痛。

方四(出《灵枢・厥病》篇)

【主治】　厥心痛，卧若徒居，心痛间，动作痛益甚，色不变。

【处方】 鱼际、太渊。

【附注】 此为肺心痛。

方五(出《灵枢》厥病篇)

【主治】 厥心痛,腹胀胸满,心尤痛甚。

【处方】 大都、太白。

【附注】 此为胃心痛。

方六(出《甲乙经》)

【主治】 心痛,善悲,厥逆,悬心如饥之状,心憺憺而惊恐。

【处方】 大陵、间使。

方七(出《千金要方》)

【主治】 心痛短气,手掌烦热,或啼哭骂詈,悲思愁虑,面赤身热,其脉实大而数。

【处方】 巨阙、心俞、春刺中冲、夏刺劳宫、季夏刺大陵、皆泻(泻原作补之,于理难通),秋刺间使、冬刺曲泽、皆泻之。

方八(出《千金要方》)

【主治】 心痛。

【处方】 (1) 心俞、膻中、通谷、巨阙、中脘、神府。

(2) 厥阴俞、神门、临泣。

(3) 曲泽、督俞。

方九(出《千金要方》)

【主治】 心痛短气。

【处方】 期门、长强、天突、侠白、中冲。

【附注】《资生经》同。

方十(出《千金要方》)

【主治】 心切痛,喜噫酸。

【处方】 不容、期门。

【附注】《资生经》同。

方十一(出《千金要方》)

【主治】 心痛如悬。

【处方】 肾俞、复溜、大陵、云门。

【附注】《资生经》同。

方十二(出《资生经》)

【主治】 心痛如刺,甚者手足寒至节者,死。

【处方】 支沟、太溪、然谷。

方十三(出《资生经》)

【主治】 暴泄心痛,腹胀,心痛尤甚。

【处方】 大都、太白。

方十四(出《资生经》)

【主治】 胸心痛,心腹诸病。

【处方】 膻中、天井。

方十五(出《资生经》)

【主治】 心痛。

【处方】 通谷、巨阙、中脘、心俞、膻中、神府、郄门、曲泽、大陵。

方十六(出《济生拔粹》)

【主治】 卒心痛不可忍。

【处方】 上脘(刺入八分,先补后泻,针下行气)、气海、涌泉。如不已,刺间使、支沟、足三里。

方十七(出《神应经》)

【主治】 心痛。

【处方】 曲泽、间使、内关、大陵、神门、太渊、太溪、通谷、心俞、巨阙。

方十八(出《神应经》)

【主治】 心痛短气。

【处方】 期门、长强、天突、侠白、中冲。

方十九(出《针灸大全》)

【主治】 风壅气滞,心腹刺痛。

【处方】 风门、膻中、劳宫、足三里、内关。

方二十(出《针灸聚英》)

【主治】 心痛(有风寒,血气虚,食积热)。

【处方】 太溪、然谷、尺泽、行间、建里、大都、太白、中脘、神门、涌泉。

方二十一(出《针灸大成》)

【主治】 心胸痛疼。

【处方】 大陵、内关、曲泽。

方二十二(出《古今医统》)

【主治】 心痛手战。

【处方】 少海、阴市。

方二十三(出《类经图翼》)

【主治】 脾心痛,痛如针刺。

【处方】 内关、大都、足三里、公孙。

方二十四(出《类经图翼》)

【主治】 肺心病，卧若伏龟。

【处方】 太渊、尺泽、上脘、膻中。

方二十五(出《类经图翼》)

【主治】 胃心痛，腹胀胸闷，成蛔结痛甚，蛔心痛。

【处方】 巨阙、足三里、大都、太白。

方二十六(出《针灸集成》)

【主治】 卒心胸痛，汗出。

【处方】 间使、神门、列缺、大敦(出血)。

方二十七(出《针灸集成》)

【主治】 心痛，面色苍黑欲死。

【处方】 尺泽、支沟、足三里(每针用泻法)、合谷(二七壮)、大陵(三壮)、太冲。

第七章 腹 痛

腹痛是一个临床常见症状，可出现于多种疾病之中。大凡胃脘以下、耻骨以上发生疼痛时，均可称为腹痛。

引起腹痛的原因是多种多样的，临床上对腹痛的处理，必须全面考虑，根据病因、疼痛性质和疼痛的具体部位，明确其发病的脏腑，分析其属寒属热，还是属虚属实，才能做出适当的处理。

从病因而论，可由外感风寒暑温，或因内伤饮食，或气滞血瘀，或为虫病，或因癥瘕积聚等，均可导致腹痛。

就其疼痛部位而言，上腹痛多属脾胃及肠腑的病变。下腹部痛，多为肝、肾、膀胱疾患。绕脐作痛多属虫痛。右下腹部多属肠痛。临证时应仔细诊察，分析病情，抓住主要病机，以确定病位，明确疾病属性，才能立法有据，处方有法，补泻适宜。如属虚痛则多喜按，若是实痛则多拒按。其痛在气分，则多走串不定，若痛在血分，每多固定不移，临证时均应一一详辨。今选方如下：

方一（出《灵枢·四时气》篇）

【主治】 小腹痛肿，不得小便。
【处方】 委阳（足太阳之络脉与足厥阴络脉有结时，均刺出血）。

方二（出《灵枢·杂病》篇）

【主治】 腹病。
【处方】 刺脐左右动脉，已刺按之，立已；不已，刺气街，已刺按之，立已。

方三（出《千金要方》）

【主治】 小腹痛。
【处方】 复溜、中封、肾俞、承筋、阴包、承山、大敦。

方四（出《千金要方》）

【主治】 小腹热而偏痛。
【处方】 关元、委中、照海、太溪。

方五（出《千金要方》）

【主治】 腹胀，胃管暴痛及腹积聚，肌肉痛。
【处方】 膈俞、阴谷。
【附注】 《资生经》同。

方六（出《千金要方》）

【主治】 腹中满，暴痛汗出。

【处方】 巨阙、上管[①]、石门、阴跻[②]。

【附注】 《资生经》同。

方七（出《资生经》）

【主治】 腹中尽痛。

【处方】 天枢、外陵。

方八（出《资生经》）

【主治】 腹痛。

【处方】 太白、温溜、足三里、陷谷。

方九（出《玉龙经》）

【主治】 肚痛秘结。

【处方】 大陵、外关、支沟。

方十（出《玉龙经》）

【主治】 腹中疼痛。

【处方】 外关、大陵。

方十一（出《玉龙经》）

【主治】 腹中满痛，汗出。

【处方】 巨阙、上脘、石门、阴跻。

方十二（出《济生拔粹》）

【主治】 脾胃虚弱，心腹胀满，不思饮食，肠鸣腹痛，食不化。

【处方】 足三里、三阴交。

---

① 上管：即上脘穴。

② 阴跻：即照海穴，下同。

方十三(出《济生拔粹》)

【主治】 男子元藏发动,脐下痛不可忍。

【处方】 气海、三阴交。

方十四(出《济生拔粹》)

【主治】 小腹疼痛不可忍。

【处方】 关元、足三里。

方十五(出《济生拔粹》)

【主治】 腹有逆气上攻心,腹胀满,上抢心痛,不得息,气冲腰痛,不得俯仰。

【处方】 气冲(灸三壮)、足三里(针)。

方十六(出《神应经》)

【主治】 腹痛。

【处方】 内关、足三里、阴陵泉、复溜、阴谷、太溪、昆仑、陷谷、行间、太白、中脘、气海、膈俞、脾俞、肾俞。

方十七(出《神应经》)

【主治】 绕脐痛。

【处方】 水分、神阙、气海。

方十八(出《神应经》)

【主治】 小腹痛。

【处方】 关元、肾俞、承山、复溜、下廉、大敦、中封、小海、阴市。

方十九(出《神应经》)

【主治】 脐痛。

【处方】 水分、中封、曲泉。

【附注】《针灸聚英》同。

方二十(出《针灸大全》)

【主治】 腹中寒痛,泄泻不止。

【处方】 天枢、中脘、关元、列缺、三阴交。

方二十一(出《针灸大全》)

【主治】 脐腹疼痛。

【处方】 膻中、大敦、中府、少泽、列缺、太渊、三阴交。

方二十二(出《针灸聚英》)

【主治】 腹痛。

【处方】 太冲、三阴交、太白、太渊、大陵。

方二十三(出《针灸聚英》)

【主治】 小腹痛。

【处方】 小海、阴市、下廉、中封、复溜、关元、肩俞[①]、大敦。

方二十四(出《针灸聚英》)

【主治】 小腹胀满痛。

【处方】 中脘、然谷、内庭、大敦。

方二十五(出《针灸大成》)

【主治】 腹内疼痛。

【处方】 内关、足[②]三里、中脘。

---

① 肩俞:经外奇穴,位于肩髃与云门连线中点,主治肩臂疼痛不举。本方出处不详,考虑其组穴,此处疑为"肾俞"之误。

② 足:原无,据上下文加。

【附注】 失饥伤饱，血气相争，营卫不调，五脏不安，寒湿中得或冒风被雨，饱醉行房，饮食不化，或为肾败，毒气冲归脐腹，故得此症，宜急治，上方不效，复刺关元、水分、天枢。

方二十六(出《古今医统》)

【主治】 腹痛。
【处方】 太冲、太渊、委中、关元。

方二十七(出《类经图翼》)

【主治】 腹痛，腹胀。
【处方】 膈俞、脾俞、胃俞、肾俞、大肠俞、中脘、水分、天枢、石门、内关、足三里、商丘、公孙。

方二十八(出《类经图翼》)

【主治】 少腹胀痛。
【处方】 三焦俞、章门、阴交、足三里、气海、丘墟、太白、行间。
【附注】 此方治脐下三十六疾，小腹痛欲死者，灸之即差。

方二十九(出《类经图翼》)

【主治】 绕脐痛。
【处方】 水分、天枢、阴交、足三里。

方三十(出《医学纲目》)

【主治】 腹痛。
【处方】 内关、支沟、照海、巨阙、足三里。

方三十一(出《医学纲目》)

【主治】 脐腹痛。
【处方】 阴陵泉、太冲、足三里、支沟、中脘、关元、公孙、三阴交。

方三十二(出《针灸集成》)

【主治】 冷热不调,绕脐攻注疼痛。

【处方】 气海、天枢、大肠俞、太溪。

【附注】 可采用灸法。

方三十三(出《针灸集成》)

【主治】 肠鸣腹痛。

【处方】 三阴交、公孙。

方三十四(出《针灸逢源》)

【主治】 脐腹痛。

【处方】 天枢、气海、水分。

方三十五(出《灵枢·厥病》篇)

【主治】 肠中有虫瘕及蛟蛔,皆不可取以小针。心肠痛,侬作痛,肿聚往来上下行,痛有休止,腹热喜渴,涎出者,是蛟蛔也。

【处方】 以手聚按而坚持之,无令得移,以大针刺之,久持之,虫不动乃出针也。

【附注】 针灸治疗肠蛔虫病有较好的效果。目前采用的方法有:① 刺"四缝穴";② 刺天枢、足三里;(3) 刺大横,配合服小剂量"驱蛔灵"等。均可参考选用。

第八章 胃 病

胃为六腑之一,与脾为表里,脾胃为仓廪之官,水谷之海。其病或脘腹胀痛,或不思饮食,或呕吐气逆。其因每为饮食所伤,或邪气犯胃,或脾胃素虚等。针灸对本病的治疗,亦因病而异,其治各不同,今选方如下:

方一(出《灵枢·四时气》篇)

【主治】 饮食不下,膈咽不通,邪在胃脘。

【处方】 上脘、下脘。

【附注】 在上脘则刺抑而下之,在下脘则散而去之。

方二(出《千金要方》)

【主治】 腹胀,胃脘暴痛,腹胀积聚,肌肉痛。

【处方】 膈俞、阴谷。

方三(出《千金要方》)

【主治】 少腹积聚,坚大如盘,胃胀,食饮不消。

【处方】 胃脘、三焦俞。

方四(出《资生经》)

【主治】 胃热不嗜食。

【处方】 下廉、悬钟。

方五(出《针灸大全》)

【主治】 胃脘停痰,口吐清水。

【处方】 巨阙、厉兑、中脘、公孙。

方六(出《针灸大全》)

【主治】 中脘停食,疼刺不已。

【处方】 解溪、中脘、足三里、公孙。

方七(出《针灸大全》)

【主治】 脾胃虚冷,呕吐不已。

【处方】 内关、内庭、中脘、气海、公孙。

方八(出《针灸大全·席弘赋》)

【主治】 胃中有积。

【处方】 璇玑、足[①]三里。

方九(出《针灸聚英·百症赋》)

【主治】 胃冷食难化。

【处方】 魂门、胃俞。

方十(出《神应经》)

【主治】 胃脘痛。

【处方】 太渊、鱼际、足[②]三里、两乳下(一寸)、膈俞、肾俞。

方十一(出《类经图翼》)

【主治】 胃脘病。

【处方】 膈俞、肾俞、胃俞、内关、阳辅、商丘。

方十二(出《针灸集成》)

【主治】 胃脘痛。

【处方】 肝俞、脾俞、足[③]三里、膈俞、太冲、独阴、两乳下一寸(灸二十壮)。

方十三(出《针灸集成》)

【主始】 饮食不下,腹中雷鸣,大便不通,小便黄赤。

【处方】 中脘、大肠俞、膀胱俞、魂门。

---

① 足:原无,据文义加。

② 足:原无,据文义加。

③ 足:原无,据文义加。

第九章 泄 泻

泄泻是指排便次数增多，粪便稀薄，甚至如水样的一种症状。每因外邪犯人，或饮食所伤，或病人体虚，或情志失调，以致脾胃功能失常而成此疾。《内经》中所称“泄泻”“飧泄”“濡泄”“洞泄”，以及汉唐期间所谓“下利”均属此证。盖“泄”如水之泄，其势舒缓；而“泻”则势似直下，如水之倾，其义微异，其病则一，故总称为“泄泻”。

“泄泻”在临床上可分急性和慢性两类：急性者，多由饮食不节，或误食不洁之物，或寒湿、暑热之邪客于肠胃，以致脾胃受损，运化失司，传导功能失常，清浊不分。慢性者，或因久病体虚，中气不足，或情志失调，以致脾胃虚弱，运化无力，或肾阳不振，命门火衰，脾失温煦，运化失常，不能腐熟水谷而致泄泻。治疗急性者，当以健脾和胃、利湿化浊、消食导滞。属寒者宜针灸并用，属热者宜针不灸。慢性者，则当温阳健脾、止利为宜，或疏肝健脾、分利水谷，可针灸并用。或只针不灸也可。今选方如下：

方一(出《灵枢·四时气》篇)

【主治】 飧泄。

【处方】 三阴交、阴陵泉。

【附注】 飧，水和饭为飧。飧泄，即水谷不化而泄泻的意思。《素问·阴阳应象大论》:“春伤于风，夏生飧泄。”盖春时木肝，肝生风邪，伤于脾经，至夏引冷当风，故多飧泄。

方二(出《甲乙经》)

【主治】 病注下血。

【处方】 曲泉、五里。

方三(出《素问·藏气法时论》)

【主治】 脾病者……虚则腹胀肠鸣，飧泄食不化。

【处方】 取其经，太阴、阳明、少阴血者。

方四(出《千金要方》)

【主治】 洞泄不化。
【处方】 京门、然谷、阴陵泉。
【附注】 《资生经》《普济方》均同。

方五(出《千金要方》)

【主治】 泄痢不止。
【处方】 关元、太溪。

方六(出《千金要方》)

【主治】 洞泄，体痛。
【处方】 京门、昆仑。
【附注】 《资生经》同。

方七(出《千金要方》)

【主治】 胸中热，暴泄。
【处方】 阴陵泉、隐白。
【附注】 《资生经》同。

方八(出《千金要方》)

【主治】 溏泄，痢泄下血。
【处方】 太冲、曲泉。

方九(出《千金要方》)

【主治】 寒中，洞泄不化。
【处方】 肾俞、京门。
【附注】 《资生经》同。

方十(出《千金要方》)

【主治】 肠鸣腹胀,欲泄注。

【处方】 三焦俞、小肠俞、下髎、意舍、京门。

【附注】 《资生经》同。

方十一(出《资生经》)

【主治】 洞泄,食不化。

【处方】 大肠俞、肾俞。

方十二(出《针灸大全》)

【主治】 腹中疼痛,泄泻不止。

【处方】 列缺、天枢、中脘、关元、三阴交。

方十三(出《神应经》)

【主治】 肠鸣而泻。

【处方】 神阙、水分、三间。

【附注】 《针灸聚英》同。

方十四(出《神应经》)

【主治】 溏泄。

【处方】 太冲、神阙、三阴交。

方十五(出《神应经》)

【主治】 食泄。

【处方】 上廉、下廉。

【附注】 上廉、下廉指胃经的上、下巨虚。

方十六(出《针灸大成》)

【主治】 大便泄泻不止。

【处方】 中脘、天枢、中极。

方十七(出《古今医统》)

【主治】 泻痢,脾气下陷者。

【处方】 脾俞(灸)、关元、肾俞、腹哀、太溪、长强、中脘、气舍、大肠俞、小肠俞。

方十八(出《类经图翼》)

【主治】 洞泄不止。

【处方】 脾俞、肾俞(灸五壮)。

方十九(出《类经图翼》)

【主治】 中气虚寒,腹痛泄利。

【处方】 梁门、中脘、神阙。

方二十(出《类经圈翼》)

【主治】 肾泄。

【处方】 命门、天枢、气海、关元。

【附注】 半夜后及寅卯之间泄者。

方二十一(出《针灸集成》)

【主治】 肠鸣溏泄,腹痛。

【处方】 神阙(灸三壮)、三阴交(灸七壮)。

方二十二(出《针灸集成》)

【主治】 胸腹痛、暴泻。

【处方】 大都、阴陵泉、太白、中脘(针)。

方二十三(出《针灸逢源》)

【主治】 洞泄不止。
【处方】 肾俞、中脘。

第十章 霍乱

霍乱系指发病急骤,腹痛剧烈,上吐下泻,形容吐泻频繁若挥霍缭乱之状者,故名。《类经》刺胸背腹病注云:“邪在中焦,则既吐且泻,脏气反复,神志缭乱,故曰霍乱。”本病证系属急性胃肠炎一类的疾病。

霍乱多因饮食不洁之物,或兼受寒湿暑热之邪客于胃肠,邪滞交阻,致使胃失和降,胃肠运化传导功能失常,清浊不分。如症见腰痛剧烈,欲吐不吐,欲泻不泻,为干霍乱。如症见吐利清水,肢冷脉沉,为寒霍乱。如症见泻下热臭,身热口渴,尿黄脉数,为热霍乱。

本病治疗以调整胃肠腑气为主。偏寒者可留针并加灸,偏热者针刺用泻。

方一(出《甲乙经》)

【主治】 霍乱泄出不自知。
【处方】 太溪、太仓之原。
【附注】 《千金要方》《资生经》同。太仓之原为冲阳。

方二(出《甲乙经》)

【主治】 霍乱。
【处方】 巨阙、关冲、支沟、公孙、解溪。

方三(出《甲乙经》)

【主治】 霍乱逆气。

【处方】 鱼际、太白。

方四(出《甲乙经》)

【主治】 霍乱转筋。
【处方】 金门、仆参、承山、承筋。
【附注】 《千金要方》《资生经》同。

方五(出《千金要方》)

【主治】 霍乱。
【处方】 巨阙、关冲、支沟、公孙、阴陵泉。
【附注】 《资生经》同。

方六(出《千金要方》)

【主治】 厥逆霍乱。
【处方】 太阴、大都、金门、仆参。
【附注】 《资生经》同。

方七(出《资生经》)

【主治】 呕吐霍乱。
【处方】 支沟、天枢。

方八(出《资生经》)

【主治】 霍乱。
【处方】 承筋、仆参、解溪、阴陵泉。

方九(出《百症赋》)

【主治】 中邪霍乱。
【处方】 阴谷、足三里。

方十（出《神应经》）

【主治】 霍乱。

【处方】 阴陵泉、承山、解溪、太白。

方十一（出《神应经》）

【主治】 霍乱吐泻。

【处方】 关冲、支沟、尺泽、三旦、太白，先取太溪、后取太仓。

方十二（出《神应经》）

【主治】 霍乱逆厥。

【处方】 关冲、阴陵泉、承山、阳辅、太白、大都、中封、解溪、丘墟、公孙。

方十三（出《古今医统》）

【主治】 霍乱。

【处方】 脐中（隔盐灸）、气海。

方十四（出《针灸大成》）

【主治】 霍乱转筋。

【处方】 承山、中封。

方十五（出《针灸大成》）

【主治】 霍乱吐泻。

【处方】 中脘、天枢。

方十六（出《类经图翼》）

【主治】 霍乱转筋，十指拘挛，不能屈伸。

【处方】 巨阙、中脘、建里、水分、承筋、承山、三阴交、照海、大都、涌泉。

方十七(出《类经图翼》)

【主治】 霍乱吐泻不止。

【处方】 中脘、天枢、气海。

【附注】 《针灸集成》同。

第十一章 便 秘

便秘系指大便不通,排便时间延长。粪质干燥坚硬,排便困难者,亦称大便难。

便秘可分为实性和虚性两种类型。实性便秘常为素体阳盛,嗜食辛热厚味,肠胃积热;或邪热内燔,津液受灼而致肠道粪便燥结;或因情志不畅,气机不利所致肠道腑气不通,大便艰难。而虚性便秘多因产后或病后气血未复;或年迈体弱,气血亏虚,气虚则传导无力,血虚则肠失润滑;或因脾肾阳虚,阴寒凝结,腑气阻塞不通。

实性便秘症见大便次数减少,常须3～5天大便一次:属热盛者常伴有身热、烦渴、口臭、喜凉、苔黄燥、脉滑实;属气滞者常伴有胁腹胀满或疼痛、嗳气频作、纳呆、苔薄腻、脉弦。虚性便秘属气血亏虚者,常伴有面色爪甲光白无华、头眩、心悸、神疲气怯、舌淡苔薄、脉象虚细;属阴寒凝结者,常伴有腹中冷痛,喜热畏寒,舌淡苔白润,脉象沉迟。

便秘治疗以取大肠经俞募及其下合穴为主。实性者针用泻法;虚性者针用补法,或兼用灸法。

方一(出《灵枢・五邪》篇)

【主治】 阴痹者,按之而不得,腹胀腰痛,大便难,肩背颈项痛,时眩。

【处方】 涌泉、昆仑。

【附注】 《甲乙经》同。

方二(出《甲乙经》)

【主治】 大便难。

【处方】 中注、太白。

方三(出《千金要方》)

【主治】 大便难。

【处方】 中髎、石门、承山、太冲、中管、大钟、太溪、承筋。

【附注】 《资生经》同。

方四(出《千金要方》)

【主治】 少腹热,大便难。

【处方】 中注、浮郄。

【附注】 《资生经》同。

方五(出《千金要方》)

【主治】 大小便难,淋癃。

【处方】 长强、小肠俞

【附注】《资生经》同。

方六(出《千金要方》)

【主治】 癃闭下重,大小便难。

【处方】 秩边、胞肓。

方七(出《资生经》)

【主治】 大便难。

【处方】 承山、太溪。

方八(出《资生经》)

【主治】 大便秘涩。

【处方】 大钟、石关。

方九(出《资生经》)

【主治】 腹痛,大便难。

【处方】 石关、膀胱俞。

方十(出《资生经》)

【主治】 大小便不利。

【处方】 白环俞、承扶。

方十一(出《玉龙赋》)

【主治】 大便之秘。

【处方】 照海、支沟。

方十二(出《玉龙赋》)

【主治】 肚痛秘结。

【处方】 大陵、外关、支沟。

方十三(出《济生拔粹》)

【主治】 大便不通。

【处方】 气海、足三里。

方十四(出《神应经》)

【主治】 大便不通。

【处方】 承山、太溪、照海、太冲、小肠俞、太白、京门、膀胱俞。

方十五(出《针灸大成》)

【主治】 大便秘结不通。

【处方】 章门、太白、照海。

方十六(出《针灸大成》)

【主治】 大便不通。

【处方】 章门、照海、支沟、太白。

方十七(出《类经图翼》)

【主治】 大便秘结。

【处方】 章门、阴交、气海、石门、足三里、三阴交、照海、太白、大敦、大都。

方十八(出《针灸集成》)

【主治】 大小便关格不通。

【处方】 合谷、太冲。

方十九(出《针灸集成》)

【主治】 大小便不通。

【处方】 膀胱俞、丹田、胞门、营中、经中、大肠俞(均灸)。

【附注】 营中,在足内踝前后陷中。经中,在脐下寸半两旁各三寸。

第十二章　头　　痛

头痛系病人一种自觉症状,在临床上极为多见,可出现于多种急慢性疾患之中。头为诸阳之会,手足三阳经及督脉皆循行头面,厥阴亦会于巅顶;又五脏精华之血、六腑清阳之气皆上注于头部,所以无论外感淫邪,或内伤诸疾均可引起头痛。

头痛一般可分为外感头痛和内伤头痛。外感头痛多因起居不慎，坐卧当风，感受寒湿，六淫之邪自体表侵犯经络，致使经络气血不和，经络受阻，久之络脉留瘀，不通则痛；或因外邪沿经脉上犯巅顶，清阳之气受阻而致。外感头痛一般呈阵发性发作，痛势较重，痛有定处。根据经脉循行部位，外感头痛可按部分经：大抵太阳头痛多在头后部，下连于项；阳明头痛多在前额及眉棱骨处；少阳头痛多在头之两侧，并连及耳部；厥阴头痛则巅顶部位，或连于目系。治疗外感头痛可局部取穴以祛邪为主，针用泻法，或在病痛处用梅花针叩打出血，或刺络放血，即"宛陈则除之。"并根据按部分经，取相应的远道腧穴相配，以疏通经络之气。

内伤头痛，每因情志不畅，肝气郁结，郁久化火，上扰清窍；或因房室过度，耗伤肾水，水不涵木，肝阳上亢；或因先天不足，肾精亏虚，不能上承脑髓；或因久病体弱，劳伤心脾，气血亏虚以及脾失健运，痰湿内生，痰浊上扰清窍，清阳不升，浊气不降而致。内伤头痛一般病程较长，时作时休，缠绵不已，或兼有它证。治疗内伤头痛以远道取穴治本为主，或滋补肾阴、镇肝潜阳，或健脾祛湿、补益气血。针用补法或灸，兼用泻法，以泻肝经之热及痰浊之邪。

另外，尚有雷头风和偏头痛之病证。雷头风因湿毒上攻头而所致，症见头痛如雷鸣，头面起核，或红赤肿痛。偏头痛多属痰火为患，症见头部一侧疼痛，痛有定外，常以情志不和为诱因。

方一(出《灵枢·癫狂》)

【主治】 癫狂始生，先不乐，头重痛，视举目赤。

【处方】 支正、小海、偏历、温溜、太渊、列缺。

【附注】《甲乙经》同。《灵枢·癫狂》篇："取手太阳、阳明、太阴，血变而止。"张介宾注："当取手太阳支正、小海；手阳明偏历、温溜；手太阴太渊、列缺等穴。"

方二(出《灵枢·厥病》)

【主治】 厥头痛，项先头，腰脊为应。

【处方】 天柱[①]、束骨。

【附注】《甲乙经》同。《灵枢·厥病》篇："先取天柱，后取足太阳。""后取足太阳"指取该经的下部腧穴如输穴束骨等。

方三(出《甲乙经》)

【主治】 头痛。

【处方】 目窗、天冲、风池。

方四(出《甲乙经》)

【主治】 恍惚尸厥，头痛。

【处方】 中极、仆参。

【附注】 尸厥一词马莳注："身脉虽动而昏晕迷心，其形任人推呼而无有知觉，状类于尸，名曰尸厥。"

方五(出《千金要方》)

【主治】 寒热头痛，喘渴，目不可视。

【处方】 神庭、水沟。

【附注】《资生经》同。

方六(出《千金要方》)

【主治】 头痛如破，目痛如脱。

【处方】 头维、大陵。

【附注】《资生经》同。

方七(出《千金要方》)

【主治】 头眩痛。

【处方】 昆仑、曲泉、飞扬、前谷、少泽、通里。

---

① 天柱：原为"天注"，据《灵枢·厥病》改。

【附注】《资生经》同。

方八(出《千金要方》)

【主治】 头痛如锥刺,不可以动。
【处方】 窍阴、强间。
【附注】《资生经》同。

方九(出《千金要方》)

【主治】 头重痛。
【处方】 脑户、通天、脑空。
【附注】《资生经》同。

方十(出《千金要方》)

【主治】 风头痛。
【处方】 攒竹、承光、肾俞、丝竹空、和髎。

方十一(出《千金要方》)

【主治】 风眩头痛。
【处方】 天牖、风门、昆仑、关元、关冲。

方十二(出《千金要方》)

【主治】 风头热。
【处方】 合谷、五处。

方十三(出《千金要方》)

【主治】 风眩偏头痛。
【处方】 前顶、后顶、颔厌。

方十四(出《千金要方》)

【主治】 头痛。

【处方】 天柱、陶道、大杼、孔最、后溪。

【附注】《资生经》同。

方十五(出《千金要方》)

【主治】 头痛，寒热汗出，不恶寒。

【处方】 目窗、中渚、完骨、命门、丰隆、太白、外丘、通谷、阳陵泉。

【附注】《资生经》同。

方十六(出《资生经》)

【主治】 风眩头痛，呕吐，心烦。

【处方】 解溪、承光。

方十七(出《资生经》)

【主治】 头痛。

【处方】 合谷、天池、丝竹空、鱼际、四白、天冲、三焦俞、风池。

方十八(出《资生经》)

【主治】 头目眩晕。

【处方】 百会、通里。

方十九(出《资生经》)

【主治】 身热如火，头痛如破。

【处方】 中冲、命门。

方二十(出《资生经》)

【主治】 头痛。

【处方】 少海、完骨。

方二十一(出《神应经》)

【主治】 头痛。

【处方】 百会、上星、风府、风池、攒竹、丝竹空、小海、阳溪、大陵、后溪、合谷、腕骨、中冲、中渚、昆仑、阳陵泉。

方二十二(出《神应经》)

【主治】 头强痛。

【处方】 颊车、风池、肩井、少海、后溪、前谷。

方二十三(出《神应经》)

【主治】 头项俱痛。

【处方】 百会、后顶、合谷。

方二十四(出《神应经》)

【主治】 头痛项强重不能举,脊反折,不能回顾。

【处方】 承浆、风府。

【附注】 承浆,先补后泻。

方二十五(出《针灸大全》)

【主治】 身热心痛,汗不出。

【处方】 曲泉、神道、关元、悬颅。

方二十六(出《针灸大全》)

【主治】 头痛,或冒闷如结胸状。

【处方】 大椎、肺俞、肝俞。

方二十七（出《针灸大全》）

【主治】 头痛。

【处方】 腕骨、京骨、合谷、冲阳、阳池、风府、风池。

【附注】 脉浮刺腕骨、京骨；脉长刺合谷、冲阳；脉弦刺阳池、风府、风池。

方二十八（出《玉龙赋》）

【主治】 目痛头痛。

【处方】 攒竹、头维。

方二十九（出《针灸大成》）

【主治】 正头火痛及脑顶痛。

【处方】 百会、合谷、上星。

方三十（出《针灸大成》）

【主治】 真头痛。

【处方】 神庭、太阳。

方三十一（出《针灸大成》）

【主治】 头风顶痛。

【处方】 百会、后顶、合谷。

方三十二（出《类经图翼》）

【主治】 头痛，身热。

【处方】 二间、合谷、神道、风池、期门、间使、足三里。

方三十三（出《类经图翼》）

【主治】 头风头痛。

【处方】 百会、上星、囟会、神庭、曲差、后顶、率谷、风池、天柱、风门、通里、列缺、阳溪、丰隆、解溪。

方三十四(出《针灸集成》)

【主治】 偏头痛,目眩不可忍。

【处方】 风池、头维、本神。

【附注】 患左治右,患右治左。

方三十五(出《针灸集成》)

【主治】 偏正头痛。

【处方】 丝竹空、风池、合谷、中脘、解溪、足三里。

方三十六(出《针灸集成》)

【主治】 正头痛。

【处方】 百会、上星、神庭、太阳、合谷。

方三十七(出《针灸集成》)

【主治】 头风,头痛。

【处方】 针百会立愈。又灸囟会、前顶、上星、百会。

方三十八(出《针灸集成》)

【主治】 眉棱骨痛。

【处方】 攒竹、合谷、神庭、头维、解溪。

方三十九(出《针灸集成》)

【主治】 醉后头痛。

【处方】 印堂、攒竹、足三里、风门、膻中。

方四十(出《济生拔粹》)

【主治】 偏正头痛。

【处方】 丝竹空、风池、合谷。

第十三章　癫　　狂

癫狂是一种精神失常的疾病。《素问·通评虚实论》载："……癫疾、厥狂，久逆之所生也。"《素问》脉要精微论指出："衣被不敛，言语善恶不避亲疏者，此神明之乱也。"癫证多见沉默呆痴，语无伦次，举止错乱，泣笑无常，静而多喜，属阴。狂证多见躁动，刚暴，无端打骂，登高弃衣，动而多怒，属阳。《难经·五十九难》曰："癫狂之病，何以别之？然，狂之始发，少卧而不饥，自高贤也，自辩智也，自贵倨也，妄笑好歌乐，妄行不休是也。癫疾始作，意不乐，直视僵仆，其脉三部阴阳俱盛是也。"但两者在临床上不能截然分开，且常相转化。因此每联名并称。多因情志刺激，忧思恼怒而致阴阳失调，痰火气郁，心神无主而成此疾。本病在《内经》中早有论述，对其病因、症状和针灸治疗方法以及预后等，均载之较详，而比西方医学却早千余年，在当时来说，实属可贵。临床上对本病的中药和针灸治疗方法，多取疏[①]肝理气解郁，清热养血安神；或平肝泻火，祛痰宁神；或滋阴降火，安神定志；或清热活血开窍等治则，凡此种种，均当随证施治。今选方如下：

第一节　狂　　证

方一（出《灵枢·癫狂》篇）

【主治】 狂始生，先自悲也，善忘，苦怒，善恐者，得之忧饥。

【处方】 太渊、列缺、偏历、温溜、隐白、公孙、足三里、解溪。

【附注】 此方据《类经》注。

方二（出《灵枢·癫狂》篇）

【主治】 狂始发，少卧，不饥，自高贤也，自辩智也，自尊贵也，善骂詈，日

① 疏：原为"舒"，据文义改。

夜不休。

【处方】 偏历、温溜、支正、小海、太渊、列缺、廉泉、神门、少冲。

【附注】 此方据《类经》注，视其盛者皆取之。

方三(出《灵枢·癫狂》篇)

【主治】 狂言，惊，善笑，好歌乐，妄行不休者，得之大恐。

【处方】 偏历、温溜、支正、小海、太渊、列缺。

【附注】 此方据《类经》注。

方四(出《灵枢·癫狂》篇)

【主治】 狂，目妄见，耳妄闻，善呼者，少气之所生也。

【处方】 太渊、列缺、偏历、隐白、公孙、足三里、解溪、颔厌。

【附注】 此方据《类经》注及《内经》的经义。

方五(出《灵枢·癫狂》篇)

【主治】 狂者多食，善见鬼神，善笑而不发于外者，得之有所大喜。

【处方】 隐白、公孙、委阳、仆参、金门、足[①]三里、解溪、列缺、太渊、偏历、温溜、支正、小海。

【附注】 此方据《类经》注。

方六(出《灵枢·癫狂》篇)

【主治】 狂而新发，未应如此者。

【处方】 曲泉、长强。

【附注】 狂而新发而未见多食、善见鬼神、喜哭等方五之症状者，用此方。

方七(出《甲乙经》)

【主治】 狂癫疾，吐舌。

① 足：原无，据上下文义补。

【处方】 太乙、滑肉门。

方八(出《甲乙经》)

【主治】 狂癫疾。

【处方】 阳谷、筑宾、足[1]通谷。

方九(出《甲乙经》)

【主治】 癫狂互引。

【外方】 水沟、龈交。

方十(出《甲乙经》)

【主治】 癫狂互引，僵仆。

【处方】 申脉、照海、京骨、上星、囟会、前顶、百会、后顶、五处、承光、络却、玉枕、头临泣、目窗、正营、承灵、脑空。

方十一(出《甲乙经》)

【主治】 狂疾。

【处方】 侠溪、丘墟、光明。

方十二(出《千金要方》)

【主治】 骨酸眩狂，瘈疭、口噤、喉鸣沫出、瘖不能言。

【处方】 脑户、听会、风府、听宫、翳风。

【附注】 《资生经》同。

方十三(出《千金要方》)

【主治】 癫疾狂，吐舌。

① 足：原无，据上下文加。

【处方】 飞阳①、太乙、滑肉门。

【附注】《资生经》同。

方十四(出《千金要方》)

【主治】 癫疾,吐舌鼓颔,狂言见鬼。

【处方】 温溜、仆参。

【附注】《资生经》同。

方十五(出《资生经》)

【主治】 狂易,妄言,怒骂。

【处方】 巨阙、筑宾。

方十六(出《资生经》)

【主治】 狂走欲自杀。

【处方】 风府、肺俞。

方十七(出《资生经》)

【主治】 狂走瘈疭,恍惚不乐。

【处方】 络却、听会、身柱。

方十八(出《资生经》)

【主治】 狂妄行,登高而歌,弃衣而走。

【处方】 冲阳、丰隆。

方十九(出《资生经》)

【主治】 狂易,多言不休,目上反。

【处方】 天柱、临泣。

---

① 飞阳：现作"飞扬"。

方二十(出《神应经》)

【主治】 发狂。

【处方】 少海、间使、神门、合谷、后溪、复溜、丝竹空。

方二十一(出《神应经》)

【主治】 狂欲邪发无常,大唤欲杀人。

【处方】 间使、身柱。

方二十二(出《针灸大全》)

【主治】 心悸发狂,不识亲疏。

【处方】 内关、少冲、心俞、中脘、十宣。

方二十三(出《百症赋》)

【主治】 发狂奔走。

【处方】 上脘、神门。

【附注】 发狂奔走,上脘同起于神门。

方二十四(出《针灸大成》)

【主治】 发狂不识尊卑。

【处方】 曲池、绝骨、百劳、涌泉。

方二十五(出《肘后歌》)

【主治】 狂言,盗汗,见鬼。

【处方】 惺惺、间使。

【附注】 惺惺即夺命穴,在上臂,当肩髃和尺泽连线之中点处。

方二十六(出《类经图翼》)

【主治】 癫狂。

【处方】 百会、人中、天窗、身柱、神道、心俞、筋缩、骨骶、京门、天枢、少冲（女灸此）、劳宫、内关、神门、阳溪、足三里、下巨虚、丰隆、冲阳（男灸此）、太冲、申脉、照海。

方二十七(出《针灸易学》)

【主治】 发狂不省人事。

【处方】 曲池、合谷、人中、复溜。

方二十八(出《针灸集成》)

【主治】 狂言喜笑。

【处方】 阳溪、下三里、神门、阳谷、水沟、列缺、大陵、支沟、神庭、间使、百劳。

方二十九(出《针灸集成》)

【主治】 骂詈不休，身称鬼语。

【处方】 心俞、鬼眼、后溪、大陵、劳宫、涌泉、风府。

【附注】 上方除风府外，每穴各三壮。“鬼眼”即少商、隐白，左右共四穴。

第二节　癫　　证

方一(出《灵枢·癫狂》篇)

【主治】 癫疾始生，先不乐，头重痛，视举目赤，甚作极，已而烦心。

【处方】 支正、小海（手太阳），偏历、温溜（手阳明），太渊、列缺（手太阴）。

【附注】 此方据张介宾注。

方二(出《灵枢·癫狂》篇)

【主治】 癫疾始作，而引口啼呼喘悸。

【处方】 支正、小海、偏历、温溜。

【附注】 左强者，攻其右；右强者，攻其左。血变而止。

方三(出《灵枢·癫狂》篇)

【主治】 癫疾始作,先反僵,因而脊痛。

【处方】 委阳、承扶、仆参、金门、足[1]三里、解溪、隐白、公孙、支正、小海。

【附注】 上方据张介宾注。

方四(出《灵枢·癫狂》篇)

【主治】 脉癫疾者,暴仆,(四肢之脉皆胀而纵。脉满,尽刺之出血);不满。

【处方】 天柱、大杼、带脉,以及诸分肉本输。

【附注】 上穴均用灸法。

方五(出《甲乙经》)

【主治】 癫疾多言,耳鸣、口噼、颊肿,实则聋,喉痹不能言,齿龋痛,鼻鼽衄,虚则痹。

【处方】 膈俞、偏历。

【附注】 此方在《甲乙经》两见,一条为主治"癫疾",一条为上方。

方六(出《甲乙经》)

【主治】 癫疾僵仆,狂易。

【处方】 完骨、风池。

方七(出《甲乙经》)

【主治】 癫疾。

【处方】 膈俞、肝俞。

方八(出《甲乙经》)

【主治】 癫疾呕沫。

① 足:原无,今据上下文加。

【处方】 神庭、兑端、承浆。

方九(出《甲乙经》)

【主治】 癫疾……其不呕沫。

【处方】 本神、百会、后顶、玉枕、天冲、大杼、曲骨、尺泽、阳溪、外丘、足[①]通谷、金门、承筋、合阳。

【附注】 本神、天冲、外丘以解郁,百会、后顶以清脑,玉枕、大杼、金门、承筋、合阳以通阳柔筋,尺泽、阳溪以调肺,通谷、曲骨以降冲、任之气。

方十(出《千金要方》)

【主治】 癫疾呕。

【处方】 偏历、神庭、攒竹、本神、听宫、上星、百会、听会、筑宾、阳溪、后顶、强间、脑户、络却、玉枕。

【附注】 《资生经》同。

方十一(出《千金要方》)

【主治】 癫疾瘘气。

【处方】 申脉、臑会。

【附注】 《资生经》同。

方十二(出《千金要方》)

【主治】 寒热凄厥,鼓颔,癫痉口噤。

【处方】 承浆、大迎。

【附注】 《资生经》同。

方十三(出《千金要方》)

【主治】 癫疾,手臂不得上头。

---

① 足:原无,据上下文加。

【处方】 尺泽、然谷。

【附注】《资生经》同。

方十四(出《千金要方》)

【主治】 癫疾。

【处方】 解溪、阳跷。

【附注】《资生经》同。

方十五(出《资生经》)

【主治】 癫疾。

【处方】 申脉、后溪、前谷。

方十六(出《资生经》)

【主治】 癫疾吐沫。

【处方】 兑端、本神。

方十七(出《资生经》)

【主治】 寒热癫疾。

【处方】 昆仑、承山。

方十八(出《资生经》)

【主治】 寒热癫仆。

【处方】 风池、听会、复溜。

方十九(出《本神经》)

【主治】 癫疾。

【处方】 百会、上星、风池、曲池、尺泽、阳溪、腕骨、解溪、申脉、昆仑、商丘、然谷、承山(针三分,速出灸百壮)。

方二十(出《神应经》)

【主治】 癫疾。

【处方】 前谷、后溪、水沟、解溪、金门、申脉。

方二十一(出《席弘赋》)

【主治】 癫疾。

【处方】 人中、十三(鬼)穴。

【附注】 十三穴：即人中、少商、隐白、大陵、申脉、风府、颊车、承浆、劳宫、上星、会阴、曲池、舌下缝。

方二十二(出《针灸大成》)

【主治】 失志痴呆。

【处方】 神门、百会、鬼眼、鸠尾。

方二十三(出《类经图翼》)

【主治】 癫。

【处方】 心俞、神门。

方二十四(出《针灸集成》)

【主治】 风癫及发狂欲走称神，自高悲泣呻吟。

【处方】 间使、十三穴。

方二十五(出《万病回春》)

【主治】 癫疾吐血。

【处方】 天井、行间。

第十四章 癫 痫

癫痫是一种发作性的神志失常疾病，又称“痫证”，或名“羊痫风”，在马王堆出土的《五十二病方》中就有关于本病的记载，在《内经》中论述较详，有病因、病机、症状、治法和预后等记载，但多与癫病混称。《素问·奇病论》载：“人生而有病癫疾者……此得之在母腹中时，其母有所大惊，气上而不下，精气并居，故令子发为癫疾也。”明确指出了本病的先天因素。《三因极一病证方论》更说：“夫癫痫病，皆由惊动，使脏气不平，郁而生涎，闭塞诸经，厥而乃成。”《素问·大奇论》说：“二阴急为痫厥。”其病或先天存因、伤于七情；或饮食不节、劳逸过度；或因于外伤等以致脏腑气机逆乱、痰阻经络、痰火上壅，以致风阳内动，心神被蒙、清窍闭阻而致。其证《古今医鉴》载：“发则突然倒仆，口眼相引，手足搐搦，脊背强直，口吐涎沫，声类畜叫，食倾乃甦。”故古人常分为六畜痫，或五脏六腑痫、食痫等，可作诊断时的参考。但在治疗时，仍当审因辨症，或疏[①]肝理气解郁，或清热化痰、镇惊安神，或健脾化湿、息风定痫，或滋肾养肝、滋阴安神等，皆当随症施治。今选方如下。

第一节 癫病通治

方一（出《灵枢·寒热病》篇）

【主治】 暴挛痫眩，足不任身。

【处方】 天柱。

方二（出《素问·通评虚实论》）

【主治】 惊痫。

【处方】 手太阴各五、经太阳五、手少阴经络旁者一、足阳明一、上踝五寸

① 疏：原为“舒”，今据文义改。

刺三针。

【附注】 指手太阴、手足太阳、足阳明、足少阳五脉中的有关腧穴。

方三(出《甲乙经》)

【主治】 小儿惊痫、如有见者。

【处方】 列缺、偏历。

方四(出《甲乙经》)

【主治】 小儿痫痓,呕吐泄注、惊恐失惊,瞻视不明,眵瞢。

【处方】 瘈脉、长强。

方五(出《甲乙经》)

【主治】 小儿惊痫。

【处方】 本神、前顶、囟会、天柱。

方六(出《千金要方》)

【主治】 痫发瘈疭,狂走不得卧,心中烦。

【处方】 攒竹、小海、后顶、强间。

【附注】 《资生经》同。

方七(出《千金要方》)

【主治】 惊痫狂走,癫疾。

【处方】 筋缩、曲骨、阴谷、行间。

【附注】 《资生经》同。

方八(出《资生经》)

【主治】 癫痫。

【处方】 仆参、金门。

方九(出《神应经》)

【主治】 癫痫。

【处方】 攒竹、小海、天井、神门、金门、商丘、行间、足[①]通谷、心俞(灸百壮)、后溪、鬼眼。

方十(出《针灸大全》)

【主治】 五痫等症,悲泣不已。

【处方】 后溪、神门、心俞、鬼眼、内关。

方十一(出《席弘赋》)

【主治】 五痫。

【处方】 鸠尾、涌泉。

方十二(出《针灸聚英》)

【主治】 大小五痫。

【处方】 百会、神门、金门、昆仑、巨阙。

方十三(出《针灸聚英》)

【主治】 痫。

【处方】 百会、鸠尾、上脘、神门、申脉(昼发)、照海(夜发)。

方十四(出《针灸大成》)

【主治】 五痫。

【处方】 后溪、鸠尾、神门。

方十五(出《针灸大成》)

【主治】 五痫等症。

---

① 足:原无,据上下文加。

【处方】 上星、鬼禄、鸠尾、涌泉、心俞、百会。

【附注】 鬼禄在上唇内中央结上。

方十六(出《针灸大成》)

【主治】 大小五痫。

【处方】 水沟、百会、神门、金门、昆仑、巨阙。

方十七(出《类经图翼》)

【主治】 五痫。

【处方】 神庭、前顶、长强、囟会、巨阙、京门、天井、少海、内关、少冲。

方十八(出《针灸逢源》)

【主治】 五痫。

【处方】 上星、风府、风池、丝竹空、巨阙、鸠尾、上脘、神阙、阳陵泉、阳辅、申脉(昼发)、照海(夜发)。

方十九(出《针灸集成》)

【主治】 五痫。

【处方】 神门、间使、鬼眼、申脉。

第二节　六畜痫

方一(出《甲乙经》)

【主治】 小儿马痫,张口摇头,躯折。

【处方】 仆参、金门。

方二(出《千金要方》)

【主治】 马痫、张口摇头,马鸣欲反折。

【处方】 风府、脐中。

【附注】《资生经》同。并灸仆参各三壮。

方三(出《神应经》)

【主治】 马痫。

【处方】 仆参、风府、脐中。

【附注】 各灸三壮。

方四(出《针灸大成》)

【主治】 马痫。

【处方】 照海、鸠尾、心俞。

方五(出《类经图翼》)

【主治】 马痫,张口摇头,角弓反张。

【处方】 百会、心俞、命门、神门、仆参、太冲、照海。

方六(出《针灸集成》)

【主治】 马痫,张口摇头,反张。

【处方】 风府、脐中、金门、百会、神庭。

【附注】 并灸。

方七(出《千金要方》)

【主治】 牛痫,目正直视,腹胀。

【处方】 鸠尾、大椎(各灸二壮)。

【附注】《资生经》《神应经》《类经图翼》《针灸集成》均载此方,唯灸二壮作灸三壮。

方八(出《千金要方》)

【主治】 羊痫,喜扬目,吐舌。

【处方】 大椎上(灸三壮)。

【附注】《资生经》同。

方九(出《神应经》)

【主治】 羊痫。
【处方】 九椎下节间[①]、大椎。
【附注】 各灸三壮。

方十(出《类经图翼》)

【主治】 目直,作羊声。
【处方】 百会、神庭、心俞、肺俞、天井、神门、太冲。

方十一(出《针灸集成》)

【主治】 吐舌,目瞪,声如羊鸣。
【处方】 天井、巨阙、百会、神庭、涌泉、大椎、九椎下节间、手大指爪甲全结四隅。
【附注】 各灸三壮。

方十二(出《千金要方》)

【主治】 鸡痫,摇头反折,喜惊自摇。
【处方】 灸足诸阳各三壮。
【附注】《资生经》同。

方十三(出《太平圣惠方》)

【主治】 鸡痫,善惊,反折,手掣自摇。
【处方】 手少阴(灸三壮)。

方十四(出《类经图翼》)

【主治】 鸡痫,张手前仆,提住即醒。

① 九椎下节间:即筋缩穴,也可以阳性反应点取穴。

【处方】 申脉。

方十五(出《针灸集成》)

【主治】 鸡痫,善惊反折,手掣自摇。

【处方】 灵道、金门、足临泣、内庭。

方十六(出《千金要方》)

【主治】 犬痫,手屈拳挛。

【处方】 两手心(灸一壮)、足太阳(灸一壮)、肋户(灸一壮)。

【附注】 《资生经》《神应经》同,唯《神应经》一壮作三壮。

方十七(出《针灸集成》)

【主治】 犬痫。

【处方】 劳宫、申脉。

【附注】 各灸三壮。

方十八(出《千金要方》)

【主治】 猪痫,喜吐沫。

【处方】 完骨两旁各一寸(灸七壮)。

方十九(出《资生经》)

【主治】 猪痫如尸厥,吐沫。

【处方】 巨阙(灸三壮)。

【附注】 《神应经》同。

方二十(出《针灸大成》)

【主治】 猪痫。

【处方】 涌泉、心俞、三里、鸠尾、中脘、少商、巨阙。

方二十一(出《类经图翼》)

【主治】 猪痫,痰涎如绵,作猪声。

【处方】 百会、巨阙、心俞、神门。

方二十二(出《针灸集成》)

【主治】 猪痫,如尸厥,吐沫。

【处方】 昆仑、仆参、涌泉、劳宫、水沟、百会、率谷、腕骨、内踝尖(各灸三壮)。

第三节 脏腑痫

方一(出《千金要方》)

【主治】 心痫,面赤,心下有热,短气息微微。

【处方】 巨阙、手心主(大陵)、手少阴(神门),各三壮。

方二(出《千金要方》)

【主治】 肝痫,面青,目反视,手足摇。

【处方】 足少阳、厥阴(各灸三壮)。

方三(出《千金要方》)

【主治】 脾痫,面黄腹大,喜痢。

【处方】 胃管[①](灸三壮)、侠胃管旁(灸二壮)、足阳明、太阴(各灸二壮)。

方四(出《千金要方》)

【主治】 肺痫,面目白,口沫出。

【处方】 肺俞(灸三壮)、手阳明、太阴(各灸二壮)。

---

① 胃管:中脘穴。

方五(出《千金要方》)

【主治】 肾痫,面黑,目直视不摇,如尸状。

【处方】 心下二寸二分(三壮)、肘中动脉(各二壮)、足太阳、少阴(各二壮)。

方六(出《千金要方》)

【主治】 膈痫,目反,四肢不举。

【处方】 风府、百会、承浆(灸随年壮)。

方七(出《千金要方》)

【主治】 肠痫,不动摇。

【处方】 承山、涌泉、劳宫、完骨(各灸随年壮)、脐中(灸五十壮)。

第四节 食 痫

方一(出《太平圣惠方》)

【主治】 小儿食痫,先寒热,洒淅乃发。

【处方】 鸠尾(灸三壮)。

方二(出《神应经》)

【主治】 食痫。

【处方】 鸠尾上五分(灸三壮)。

方三(出《针灸大成》)

【主治】 食痫。

【处方】 鸠尾、中脘、少商。

方四(出《针灸集成》)

【主治】 食痫,先寒热,洒淅乃发,屈指如数物形。

【处方】 鸠尾上五分、间使、三阴交(各灸三壮)。

第五节　风　痫

方一(出《千金要方》)

【主治】 风痫,癫疾涎沫,狂烦满。

【处方】 丝竹空、通谷。

【附注】 《资生经》同。

方二(出《资生经》)

【主治】 风痫,目载上不识人。

【处方】 丝竹空、神庭。

方三(出《资生经》)

【主治】 风痫。

【处方】 脊中、涌泉。

方四(出《资生经》)

【主治】 小儿风痫者,先屈手指如数物,乃发也。

【处方】 灸鼻柱上发际宛中三壮。

方五(出《神应经》)

【主治】 风痫。

【处方】 百会、神庭、前顶、涌泉、丝竹空。

方六(出《针灸聚英》)

【主治】 风痫,目载上。

【处方】 百会、昆仑、丝竹空。

方七(出《百症赋》)

【主治】 风痫常发。

【处方】 神道、心俞。

方八(出《古今医统》)

【主治】 风痫。

【处方】 神庭、百会、前顶、丝竹空、神阙、风池(均灸)。

方九(出《针灸大成》)

【主治】 风痫。

【处方】 神庭、素髎、涌泉。

方十(出《针灸集成》)

【主治】 风痫载目上。

【处方】 第五椎节上、百会(各灸七壮)、昆仑(灸五壮)。

第十五章 耳 病

耳司听觉,主平衡,属“清窍”之一;耳为宗脉所聚之窍,它与经络、脏腑有密切的联系。《灵枢·脉度》篇:“肾气通于耳,肾和则耳能闻五音矣。”因此,耳病的发生是五脏六腑功能失调的结果。《灵枢·口问》篇:“耳者,宗脉之所聚也,故胃中空则宗脉虚,虚则下,溜脉有所竭者,故耳鸣。”又《素问·藏气法时论》:“肺病者……虚则少气不能报息,耳聋嗌干。”其因每为外感风热,或肝气郁结、胆火炽盛,或肺肾不足、阴液亏耗,或心气亏损,皆可发病。针灸对本病的治疗,或平肝泻火,或散风清热,或滋阴益肾,或理气通窍,或活血解毒等,皆应随证施治。今选方如下:

第一节 耳 鸣

方一(出《灵枢·口问》篇)

【主治】 耳鸣。

【处方】 上关、少商。

【附注】 取上关以通脉络,取少商以助肺气,故当愈。

方二(出《灵枢·厥病》篇)

【主治】 耳鸣。

【处方】 中冲、足中指爪甲上。

【附注】 先取手,后取足。左取右,右取左。

方三(出《甲乙经》)

【主治】 耳鸣无闻。

【处方】 肩贞、完骨。

方四(出《千金要方》)

【主治】 耳鸣。

【处方】 前谷、后溪、偏历、大陵。

【附注】 《资生经》同。惟无大陵。

方五(出《千金要方》)

【主治】 颔痛引耳嘈嘈,耳鸣无所闻。

【处方】 腕骨、阳谷、肩贞、侠溪、足[1]窍阴。

【附注】 《资生经》同。

① 足:原无,据前文加。

方六(出《千金要方》)

【主治】 聋,嘈嘈若蝉鸣。
【处方】 天容、听会、听宫、中渚。
【附注】《资生经》同。

方七(出《资生经》)

【主治】 耳鸣。
【处方】 偏历、阳溪、商阳、络却、腕骨、前谷。

方八(出《神应经》)

【主治】 耳鸣。
【处方】 百会、听宫、听会、耳门、络却、阳溪、阳谷、前谷、后溪、腕骨、中渚、液门、商阳、肾俞。

方九(出《针灸大全》)

【主治】 耳内或鸣或痒或痛。
【处方】 上关、听会、合谷、外关。

方十(出《长桑君天星秘诀歌》)

【主治】 耳鸣、腰痛。
【处方】 地五会、耳门、足三里。

方十一(出《针灸大全》席弘赋)

【主治】 耳内蝉鸣,腰欲折。
【处方】 足三里、地五会。
【附注】《古今医统》同。

方十二(出《针灸大成》)

【主治】 耳内虚鸣。

【处方】 肾俞、足三里、合谷。

方十三(出《针灸全书》)

【主治】 两耳虚鸣。

【处方】 听会、翳风、肾俞、太溪。

第二节 耳 聋

方一(出《灵枢·厥病》篇)

【主治】 耳聋。

【处方】 关冲、足窍阴。

【附注】 先取手,后取足。

方二(出《素问·缪刺论》)

【主治】 邪容于手阳明之络,令人耳聋,时不闻音。

【处方】 刺商阳。不已,刺中冲。

方三(出《甲乙经》)

【主治】 耳聋。

【处方】 翳风、会宗、下关。

方四(出《太素》量缪刺)

【主治】 耳聋。

【处方】 巨刺手阳明商阳。不已,巨刺手太阳,出走耳前,听会之穴。

【附注】 此方出《太素》杨上善注。

方五(出《千金要方》)

【主治】 耳暴聋。

【处方】 天牖、四渎。

【附注】 《资生经》同。

方六(出《千金要方》)

【主治】 耳浑浑淳淳,聋无所闻。
【处方】 外关、会宗。
【附注】 《资生经》同。

方七(出《资生经》)

【主治】 耳聋。
【处方】 束骨、翳风、上关、后溪、颅息。

方八(出《资生经》)

【主治】 耳暴聋。
【处方】 三阳络、液门。

方九(出《资生经》)

【主治】 耳淳淳浑浑,聋无闻。
【处方】 外关、听会。

方十(出《玉龙经》)

【主治】 耳聋气闭,肾家虚败,邪气上攻。
【处方】 肾俞(灸)、听会(泻)。

方十一(出《济生拔粹》)

【主治】 耳聋,耳鸣。
【处方】 翳风、听会。

方十二(出《神应经》)

【主治】 重听无闻。

【处方】 耳门、风池、侠溪、翳风、听宫、听会。

方十三(出《针灸大成》)

【主治】 耳聋气闭。

【处方】 听宫、听会、翳风。

方十四(出《类经图翼》)

【主治】 耳聋。

【处方】 上星、翳风、听宫、肾俞、外关、偏历、合谷。

方十五(出《景岳全书》)

【主治】 耳聋。

【处方】 上星、偏历、肾俞。

方十六(出《针灸经纶》)

【主治】 暴聋。

【处方】 (1) 三阳络、天牖、液门、四渎、窍阴。

(2) 液门(灸)、足三里(灸)。

方十七(出《针灸集成》)

【主治】 耳聋。

【处方】 百会、合谷、腕骨、中渚、后溪、三里、绝骨、昆仑、肾俞。

【附注】 肾俞灸二七壮至随年壮,余穴无留针。

第三节 聋 鸣

方一(出《甲乙经》)

【主治】 耳聋、耳鸣。

【处方】 下关、阳溪、关冲、液门、阳谷。

方二（出《千金要方》）

【主治】 耳聋耳鸣。

【处方】 上关、下关、四白、百会、颅息、翳风、耳门、颔厌、天窗、阳溪、关冲、液门、中渚。

方三（出《千金要方》）

【主治】 耳聋，嘈嘈若蝉鸣。

【处方】 天容、听会、听宫、中渚。

方四（出《资生经》）

【主治】 耳鸣、耳聋。

【处方】 商阳、阳谷、百会。

方五（出《资生经》）

【主治】 鸣聋无所闻。

【处方】 外关、天窗。

方六（出《济生拔萃》）

【主治】 耳聋，耳鸣。

【处方】 翳风、听会。

方七（出《医学入门》）

【主治】 耳聋而鸣。

【处方】 听会、翳风、合谷、足三里。

方八（出《针灸大全》）

【主治】 耳聋，气痞疼痛。

【处方】 听会、肾俞、三里、翳风。

第十六章　眼　　病

眼为视觉器官，属九窍之一，它与五脏六腑有密切关系。《灵枢》大惑论说：“五脏六腑之精气，皆上注于目而为之精。精之窠为眼，骨之精为瞳子，筋之精为黑眼，血之精为络，其窠气之精为白眼，肌肉之精为约束裹撷。筋骨气血之精而与脉并为系，上属于脑，后出于项中。”《灵枢·邪气脏腑病形》篇也说：“十二经脉，三百六十五络，其血气皆上于面而走空窍，其精阳气上走于目而为精。”目之所以能视万物，辨五色，主要靠精气濡养，肝血供给，《素问·五脏别论》说：“肝受血而能视”，《素问·脉要精微论》载：“夫精明者，所以视万物，别白黑，审长短；以长为短，以白为黑，如是则精衰矣。”因此，若外感六淫，或内伤七情所导致的脏腑功能失调，气血不和，经络闭阻等，均可发为目疾。治疗时或散风清热，或泻热解毒，或滋阴明目，或养肝疏风，或活血祛郁等，均可酌情而施。今选方如下：

第一节　目　　痛

方一（出《甲乙经》）

【主治】　目痛引背，少腹偏痛，背伛，瘛疭，视昏嗜卧。

【处方】　照海、横骨。

方二（出《千金要方》）

【主治】　目晾晾不明，恶风寒。

【处方】　睛明、百会、委中、昆仑、天柱、本神、大杼、颔厌、通光、曲泉、后顶、胃俞、丝竹空。

方三（出《千金要方》）

【主治】　目眩不明，痛如脱。

【处方】 天柱、陶道、昆仑。

方四(出《千金要方》)

【主治】 目系急,目上插。
【处方】 攒竹、玉枕。

方五(出《千金要方》)

【主治】 目急痛赤肿。
【处方】 阳谷、太冲。

方六(出《千金要方》)

【主治】 目上插,憎风寒。
【处方】 丝竹空、前顶。

方七(出《千金要方》)

【主治】 目急痛、赤肿。
【处方】 阳谷、太冲、昆仑。

方八(出《千金要方》)

【主治】 目赤黄。
【处方】 内关、顴髎。

方九(出《千金要方》)

【主治】 目青盲,无所见。
【处方】 商阳、巨髎、上关、承光、瞳子髎、络却。

方十(出《资生经》)

【主治】 目睛痛,不能远视。
【处方】 上星、脑户。

方十一(出《资生经》)

【主治】 眼痛如脱。

【处方】 头维、大陵。

方十二(出《济生拔萃》)

【主治】 目痛不可忍。

【处方】 风池、合谷。

方十三(出《济生拔萃》)

【主治】 目痛如脱。

【处方】 天柱、陶道、昆仑、头维、大陵。

方十四(出《针经指南》标幽赋)

【主治】 眼痒,眼痛。

【处方】 光明、地五会。

方十五(出《玉龙歌》)

【主治】 两眼红肿痛,怕日羞明。

【处方】 睛明、鱼尾、太阳。

方十六(出《神应经》)

【主治】 目赤。

【处方】 目窗、大陵、合谷、液门、上星、攒竹、丝竹空。

方十七(出《神应经》)

【主治】 睛痛。

【处方】 内庭、上星。

方十八(出《神应经》)

【主治】 睛痛。

【处方】 阳溪、三间、二间、大陵、前谷、上星。

方十九(出《神应经》)

【主治】 眼痒眼痛。

【处方】 光明、地五会。

方二十(出《针灸大全》)

【主治】 眼赤痛肿,风泪下不已。

【处方】 攒竹、合谷、临泣、小骨空、后溪。

方二十一(出《针灸大全》)

【主治】 目暴赤肿疼痛。

【处方】 攒竹、迎香、合谷。

方二十二(出《针灸大全》)

【主治】 风目肿痛,胬肉攀睛。

【处方】 和髎、睛明、攒竹、肝俞、委中、合谷、肘尖、照海、列缺、十宣。

方二十三(出《针灸大成》)

【主治】 眼红肿痛。

【处方】 睛明、合谷、四白、临泣。

方二十四(出《针灸集成》)

【主治】 目睛痛无泪。

【处方】 中脘、内庭。

方二十五(出《针灸集成》)

【主治】 风目眶烂。

【处方】 太阳、尺泽。

【附注】 上穴均刺出血。

方二十六(出《针灸逢源》)

【主治】 目赤肿痛。

【处方】 上星、攒竹、睛明、风池、合谷、三间、太阳、目窗、百会、前顶、丝竹空。

方二十七(出《针灸易学》)

【主治】 目内红肿,眉间骨痛。

【处方】 二间、攒竹。

第二节 目生翳膜

方一(出《千金要方》)

【主治】 目泪出,多眵泪瞶,内眥赤痛痒,生白翳膜。

【处方】 睛明、龈交、承泣、四白、风池、巨髎、瞳子髎、上星、肝俞。

方二(出《资生经》)

【主治】 中白翳。

【处方】 (1) 前谷、京骨。

(2) 临泣、腕骨、龈交、肝俞、四白、关冲、前谷。

方三(出《资生经》)

【主治】 目中翳膜。

【处方】 丘墟、瞳子髎。

方四(出《神应经》)

【主治】 赤翳。

【处方】 攒竹、后溪、液门。

方五(出《神应经》)

【主治】 目赤肤翳。

【处方】 太渊、侠溪、攒竹、风池。

方六(出《神应经》)

【主治】 白翳。

【处方】 临泣、肝俞。

【附注】 《针灸聚英》亦载此方。

方七(出《神应经》)

【主治】 目翳膜。

【处方】 (1) 合谷、临泣、角孙、液门、后溪、中渚、睛明。

(2) 肝俞、命门、瞳子髎、合谷、商阳。

方八(出《针灸大全》)

【主治】 目生翳膜,隐涩难开。

【处方】 睛明、合谷、肝俞、鱼尾、外关。

方九(出《针灸聚英》)

【主治】 目赤肤翳。

【处方】 太渊、侠溪、攒竹、风池。

方十(出《针灸聚英》)

【主治】 目翳膜。

【处方】 合谷、临泣、角孙、液门、后溪、中渚、睛明。

方十一(出《针灸大成》)

【主治】 目生翳膜。

【处方】 睛明、合谷、四白。

【附注】 上方不效，复刺太阳、光明、大骨空、小骨空。

方十二(出《针灸逢源》)

【主治】 白翳。

【处方】 睛明、太阳、头①临泣、翳风、瞳子髎、合谷、光明、肝俞、命门。

方十三(出《针灸集成》)

【主治】 目生白翳。

【处方】 肝俞(七壮)、第九椎节上(七壮)、合谷、外关、睛明、昆仑(均针)、大牢骨(灸，泻)、手大指内侧横纹头(灸三壮)、手小指本节尖(三壮)、耳尖(七壮)。

第三节 内障、青盲、雀目、攀睛

方一(出《千金要方》)

【主治】 青盲无所见。

【主方】 商丘、巨髎、上关、承光、瞳子髎、络却。

【附注】《资生经》同。

方二(出《千金要方》)

【主治】 目视不明。

【处方】 养老、合谷、曲差。

① 头：原无，据上下文加。

方三（出《千金要方》）

【主治】 瞶目䀮䀮。

【处方】 上关、偏历。

方四（出《玉龙经》）

【主治】 青盲、雀目，视物不明。

【处方】 丘墟、足三里、委中（出血）。

方五（出《玉龙歌》）

【主治】 眼目昏花。

【处方】 肝俞、商阳（左取右，右取左）。

方七（出《针灸大全》）

【主治】 目风肿痛，努人[①]攀睛。

【处方】 和髎、睛明、攒竹、肝俞、委中、合谷、十宣、外关、列缺。

方八（出《医学入门》）

【主治】 胬肉，倒睫。

【处方】 合谷、足三里。

方九（出《百症赋》）

【主治】 雀目。

【处方】 睛明、行间。

方十（出《针灸聚英》）

【主治】 青盲无见，眼睫毛倒。

【处方】 丝竹空、肝俞、商阳（左取右，右取左）。

① 努人：此处疑为"胬肉"。

方十一(出《针灸大成》)

【主治】 目生内障。

【处方】 瞳子髎、合谷、头[1]临泣、睛明。

【附注】 盖怒气伤肝,血不就舍,肾水枯竭,气血耗散,临患之时,不能节制,或恣意房事,或用心过度,故得此症,亦难治疗。上方不效,复针光明、天府、风池。

方十二(出《针灸大成》)

【主治】 目患外障。

【处方】 小骨空、太阳、睛明、合谷。

【附注】 此症每因头风灌注瞳仁[2],血气涌溢,上盛下虚而故。前穴不效,复刺临泣[3]、攒竹、足[4]三里。

方十三(出《针灸大成》)

【主治】 胬肉侵睛。

【处方】 风池、睛明、合谷、太阳。

【附注】 此症或因伤寒未解,却有房事,或头风不早治,血贯瞳人[5],或暴下赤痛,或暴怒伤肝,心火上炎,故不散也。或妇人产后,怒气所伤,或产后未满,房事触动心肝二经。非一时便可治疗,渐而为之,无不故也。复针后穴:风池、期门、行间、太阳。

方十四(出《类经图翼》)

【主治】 青盲眼。

---

① 头:原无,据前后文义加。

② 仁:原为"人",据解剖名词改。

③ 临泣:本病取足临泣,头临注均可。

④ 足:原无,据足阳明胃经循行到目内眦、目下加。

⑤ 瞳人:此处应为"瞳仁"。

【处方】 肝俞、胆俞、肾俞、养老、商阳、光明。

方十五(出《针灸集成》)

【主治】 大人小儿雀目。

【处方】 肝俞、灸大指甲后第一节横纹头白肉际(各一壮)。

方十六(出《针灸逢源》)

【主治】 雀目。

【处方】 头[1]临泣、睛明、光明、三阴交。

第十七章 鼻 病

鼻为肺之窍,是气体出入之门户。司嗅觉,助发音,为肺系之所属,清阳之气从鼻窍出入,故又属“清窍。”它与五脏六腑有密切的联系。《素问·五脏别论》指出:“五味入口,藏于胃,以养五脏气……心肺有病,而鼻为之不利也。”而肺、膀胱、胆的生理、病理与鼻的关系尤为密切。《灵枢·经脉》篇:“实则鼽窒,头背痛……虚则鼽衄。”《素问·气厥论》说:“胆移热于脑,则辛頞鼻渊。鼻渊者,浊涕下不止也。”故其病多为“鼻衄”“鼻渊”等。其因每由外感六淫邪毒侵袭,或胆经热盛,脾热湿困,肺气虚弱,肾精亏损所致。其针灸处方,可根据不同脏腑的病理变化和临床不同的症状表现,或清风热解毒,或宣肺通窍,或泻肝利胆,或引火归原、补肾益脑。凡此种种,均应据情施治,不可胶柱鼓瑟。今选方如下:

第一节 鼻 衄

方一(出《灵枢·杂病》篇)

【主治】 衄血不止,衃血流。

① 头:原无,据前后文义加。

【处方】 取足太阳。衃血，取手太阳。不已，刺腕骨下。不已，刺腘中(委中)出血。

方二(出《甲乙经》)

【主治】 衄血不止。

【处方】 承浆、委中。

方三(出《甲乙经》)

【主治】 鼻鼽衄。

【处方】 天牖、上星、譩譆、风池。

方四(出《千金要方》)

【主治】 头热、鼻鼽衄。

【处方】 中脘、三间、偏历、厉兑、承筋、京骨、昆仑、承山、飞扬、隐白。

方五(出《千金要方》)

【主治】 鼻窒，喘息不利，鼻㖞僻多涕，鼽衄有疮。

【处方】 曲差、上星、迎香、素髎、水沟、龈交、通天、禾髎、风府。

【附注】 《资生经》同。

方六(出《千金要方》)

【主治】 鼻中衄血不止淋漓。

【处方】 京骨、申脉。

【附注】 《资生经》同。

方七(出《千金要方》)

【主治】 鼻衄窒，喘息不通。

【处方】 承灵、风门、风池、譩譆、后溪。

【附注】 《资生经》同。

方八(出《资生经》)

【主治】 衄血剧不止。

【处主】 隐白、委中。

方九(出《资生经》)

【主治】 鼻鼽不得息,衄不止。

【处方】 天牖、水沟。

方十(出《资生经》)

【主治】 鼻衄。

【处方】 上髎、后溪、风府。

方十一(出《资生经》)

【主治】 衄血不止。

【处方】 (1) 禾髎、兑端、劳宫。

(2) 太溪、隐白、风门、兑端、脑空。

方十二(出《济生拔粹》)

【主治】 鼻衄不止。

【处方】 哑门、合谷、内庭。

方十三(出《神应经》)

【主治】 衄血。

【处方】 风池、风府、合谷、二间、三间、后溪、上星、前谷、隐白、委中、昆仑、厉兑、申脉。

方十四(出《神应经》)

【主治】 鼽衄。

【处方】 迎香、二间、风府。

方十五(出《神应经》)

【主治】 鼻衄。

【处方】 上星(灸二七壮)、绝骨、囟会。

方十六(出《针灸大全》)

【主治】 鼻衄不止。

【处方】 少泽、心俞、膈俞、涌泉。

方十七(出《针灸大全》)

【主治】 吐血衄血,阳乘于阴,血热妄行。

【处方】 中冲、膈俞、腰俞、足三里。

方十八(出《针灸聚英》)

【主治】 吐衄血。

【处方】 隐白、脾俞、上脘、肝俞。

方十九(出〈针灸聚英〉)

【主治】 鼻血。

【处方】 上星、绝骨、囟会。

方二十(出《针灸聚英》)

【主治】 鼻衄。

【处方】 天府、合谷。

方二十一(出《针灸聚英》)

【主治】 衄衄。

【处方】 风府、二间、上星。

方二十二(出《古今医统》)

【主治】 鼻衄。
【处方】 百会、百劳。

方二十三(出《针灸集成》)

【主治】 衄血不止,瘖不能言。
【处方】 肝俞、合谷、间使、太溪、灵道、风府、太冲。

第二节 鼽窒、息肉、产闻香臭

方一(出《千金要方》)

【主治】 鼻鼽,清涕出。
【处方】 神庭、攒竹、迎香、风门、合谷、至阴、足①通谷。
【附注】 《资生经》同。

方二(出《千金要方》)

【主治】 鼻不收涕,不知香臭。
【处方】 水沟、天牖。
【附注】 《资生经》同。

方三(出《千金要方》)

【主治】 鼻不利,涕黄。
【处方】 厉兑、京骨、前谷。
【附注】 《资生经》同。

方四(出《千金要方》)

【主治】 时时嚏不已。

① 足:原无,据上文加。

【处方】 五处、风门。
【附注】《资生经》同。

方五(出《资生经》)

【主治】 鼻塞,不闻香臭。
【处方】 上星、百会、囟会、承光。

方六(出《资生经》)

【主治】 鼻塞不利。
【处方】 前谷、龈交。

方七(出《神应经》)

【主治】 脑泻,鼻中流臭涕。
【处方】 曲差、上星。
【附注】《针灸聚英》同。

方八(出《神应经》)

【主治】 鼻流清涕。
【处方】 人中、上星、风府。
【附注】《针灸大成》同。惟有"上方不愈,复刺百会、风池、风门、百劳。"

方九(出《针灸聚英》)

【主治】 鼻流清涕。
【处方】 人中、上星、风府。

方十(出《医学入门》)

【主治】 鼻塞,不闻香臭。
【处方】 迎香、合谷。

方十一(出《医学入门》)

【主治】 鼻塞,鼻窒,鼻渊。

【处方】 合谷、太冲。

方十二(出《针灸大全》)

【主治】 鼻渊,鼻流浊涕臭。

【处方】 列缺、曲差、上星、百会、风门、迎香。

方十三(出《针灸大全》)

【主治】 鼻生瘜肉,闭塞不通。

【处方】 迎香、列缺、印堂、上星、风门。

方十四(出《针灸大成》)

【主治】 鼻窒,不闻香臭。

【处方】 迎香、上星、五处、禾髎。

【附注】 此症皆因伤寒不解,毒气中脑,或生鼻窒,脑中大热。如上方不效,可复刺水沟、百劳、太渊、风府。

方十五(出《针灸大成》)

【主治】 脑塞泻臭。

【处方】 上星、曲差、合谷。

【附注】 上方不愈,复刺水沟、迎香。

方十六(出《针灸大成》)

【主治】 鼻渊,鼻痔。

【处方】 上星、风府。

【附注】 上方不愈,复刺禾髎、风池、人中、百会、百劳、风门。

方十七(出《类经图翼》)

【主治】 鼻渊。

【处方】 上星、曲差、印堂、风门、合谷。

方十八(出《类经图翼》)

【主治】 鼻瘜、鼻痔。

【处方】 上星、曲差、迎香、囟会、通天、百会、风池、风府、人中、大椎。

方十九(出《类经图翼》)

【主治】 鼻塞,不闻香臭。

【处方】 囟会、上星、迎香、天柱、风门。

方二十(出《针灸集成》)

【主治】 鼻塞。

【处方】 百会、上星、囟会、头[①]临泣、合谷、厉兑(并皆灸之)。

方二十一(出《针灸集成》)

【主治】 鼽衄。

【处方】 风府、迎香、上星(二七壮)、太冲、合谷、大陵、尺泽、神门。

方二十二(出《针灸集成》)

【主治】 鼻不闻香臭。

【处方】 天柱、囟会、水沟。

---

① 头:原无,据上下文加。

第十八章　口 腔 病

口齿舌是人体重要组成之一，具有进水谷，辨五味，泌津液，磨谷食，助消化及出语音等功能，为胃系之所属，并通过经络与脏腑密切地联系起来。《灵枢》脉度篇："心气通于舌，心和则舌能知五味矣……脾气通于口，脾和则口能知五谷矣。"《灵枢》五味篇："齿者骨之所终也。"因此，五脏六腑的功能失调，都能直接或间接引起口腔的疾病，其中由脾、心、肾、肝引起者居多，如《素问》奇病论载："有病口苦……病名曰胆瘅。夫肝者，中之将也，取决于胆，咽为之使。此人者，数谋虑不决，故胆虚，气上逆，而口为之苦。治之以胆募、俞。"又《灵枢》五阅五使篇："心病者，舌卷短……"《素问·至真要大论》载："厥阴司天，风淫所胜，民病胃脘当心而痛……舌本强。"其因每由邪毒侵袭，脾胃热盛，心火上炎，肾阴亏损，肝郁化火所致。针灸治疗或祛风散邪，或清热解火，或理脾胃，或和肝胆，或清心泻热，或滋肾益阴等，均当审因论治。今选方如下：

第一节　牙 齿 病

方一（出《素问·缪刺论》）

【主治】 齿唇痛寒。
【处方】 厉兑、商阳。视其手背脉血者去之，左取右，右取左。
【附注】 此"缪传引上齿"。

方二（出《甲乙经》）

【主治】 齿痛。
【处方】 颧髎、二间。

方三（出《甲乙经》）

【主治】 齿牙龋痛。

【处方】 浮白、完骨。

方四(出《甲乙经》)

【主治】 上齿龋。
【处方】 兑端、耳门。

方五(出《千金要方》)

【主治】 龋齿。
【处方】 厉兑、三间、冲阳、偏历、小海、合谷、内庭、复溜。
【附注】 《资生经》同。

方六(出《千金要方》)

【主治】 齿痛恶寒。
【处方】 大迎、颧髎、听会、曲池。
【附注】 《资生经》同。

方七(出《千金要方》)

【主治】 上牙齿痛。
【处方】 阳关、正营。
【附注】 《资生经》同。

方八(出《千金要方》)

【主治】 下牙齿痛。
【处方】 阳关、液门、商阳、二间、四渎。
【附注】 《资生经》同。

方九(出《资生经》)

【主治】 牙齿不能嚼。
【处方】 角孙、颊车。

【附注】《资生经》同。

方十(出《资生经》)

【主治】 齿龋痛。

【处方】 (1) 三间、阳谷、冲阳、内庭、厉兑、四渎、液门、上关。

(2) 三间、大迎、正营。

方十一(出《资生经》)

【主治】 唇吻强,上齿龋痛。

【处方】 兑端、目窗、正营、耳门。

方十二(出《资生经》)

【主治】 齿龋。

【处方】 合谷、偏历、三阳络、耳门。

方十三(出《资生经》)

【主治】 齿痛。

【处方】 阳溪、悬颅、手三里。

方十四(出《济生拔粹》)

【主治】 牙痛。

【处方】 合谷、内庭。

方十五(出《神应经》)

【主治】 齿龋恶寒。

【处方】 合谷、厉兑。

方十六(出《神应经》)

【主治】 齿龋。

【处方】 小海、阴谷、少海、液门、二间、内庭、厉兑。

方十七(出《神应经》)

【主治】 龈痛。

【处方】 角孙、小海。

方十八(出《神应经》)

【主治】 牙痛。

【处方】 曲池、少海、阳谷、二间、液门、颊车、内庭、吕细[①](在内踝尖上，灸二七壮)。

方十九(出《神应经》)

【主治】 上牙痛。

【处方】 人中、太渊、吕细、灸臂上起内中(灸五壮)。

方二十(出《神应经》)

【主治】 下牙痛。

【处方】 龙玄(右侧腕交脉中)、承浆、合谷、腕上五寸两筋间(灸五壮)。

【附注】 腕上五寸两筋间指郄门穴。龙玄相当于列缺穴处(两手侧腕叉紫脉上，禁针，灸七壮)。

方二十一(出《针灸大全》)

【主治】 牙齿两颊肿痛。

【处方】 外关、人中、合谷、吕细。

方二十二(出《针灸大全》)

【主治】 上片牙痛及牙关不开。

---

① 吕细：此处为经外奇穴，也有人认为太溪的别名为吕细者。

【处方】 颊车、合谷、太渊、吕细、外关。

方二十三(出《针灸大全》)

【主治】 下片牙痛,颊顶红肿痛。

【处方】 阳溪、承浆、颊车、太溪、外关。

方二十四(出《针灸聚英》)

【主治】 牙痛。

【处方】 合谷、内庭、浮白、阳白、三间。

方二十五(出《针灸聚英》)

【主治】 齿龋恶风。

【处方】 合谷、厉兑。

方二十六(出《百症赋》)

【主治】 牙痛。

【处方】 耳门、丝竹空。

方二十七(出《医学入门》)

【主治】 牙风面肿。

【处方】 颊车、合谷、足临泣。

方二十八(出《针灸大成》)

【主治】 牙齿肿痛。

【处方】 吕细、合谷、颊车、龙玄。

方二十九(出《针灸大成》)

【主治】 上片牙痛。

【处方】 吕细、太渊、人中。

方三十(出《针灸大成》)

【主治】 下片牙痛。

【处方】 合谷、龙玄、承浆、颊车。

【附注】 牙痛之症,每因肾经虚败,上盛下虚,阴阳不升降。如上方不愈,可复刺肾俞、三间、二间。

方三十一(出《类经图翼》)

【主治】 齿牙痛。

【处方】 承浆、颊车、耳垂下尽骨上穴、肩髃、列缺。风火牙痛加太渊,上牙痛加鱼际、阴谷,下牙痛加内庭、太溪,上齿痛加足三里,下齿痛加合谷、三间。

方三十二(出《类经图翼》)

【主治】 肾寒牙痛,出血不止。

【处方】 颊车、合谷、足三里、太溪。

方三十三(出《针灸集成》)

【主治】 齿龈痛。

【处方】 合谷、列缺、厉兑、中渚、神门、足三里。

第二节 舌 病

方一(出《灵枢》寒热病篇)

【主治】 暴瘖,气鞕。

【处方】 扶突、风府(出血)。

【附注】 气鞕即指舌强硬。

方二(出《千金要方》)

【主治】 舌下肿,难言,舌疭涎出。

【处方】 廉泉、然谷、阴谷。

【附注】《资生经》同。

方三(出《千金要方》)

【主治】 舌本出血。

【处方】 扶突、大钟、足[①]窍阴。

方四(出《资生经》)

【主治】 吐舌。

【处方】 (1) 滑肉门、少海、温溜。

(2) 筑宾、太乙。

方五(出《资生经》)

【主治】 小儿重舌。

【处方】 行间(灸随年壮)、两足外踝上(三壮)。

方六(出《神应经》)

【主治】 舌缓。

【处方】 太渊、风府、合谷、内庭、昆仑、三阴交。

方七(出《神应经》)

【主治】 舌强。

【处方】 哑门、少商、鱼际、二间、中渚、阴谷、然谷。

方八(出《神应经》)

【主治】 舌齿痛。

【处方】 承浆、劳宫(各灸一壮)。

① 足:原无,据上文大钟加。

方九(出《针灸大全》)

【主治】 舌缩难言,名曰阴强。

【处方】 心俞、膻中、海泉、外关。

方十(出《针灸大全》)

【主治】 舌强难言及生白苔。

【处方】 关冲、中冲、承浆、聚泉、外关。

方十一(出《针灸大全》)

【主治】 重舌肿胀,热极难言。

【处方】 海泉、十宣、金津、玉液、外关。

方十二(出《针灸大全》)

【主治】 舌吐不收,名曰阳强。

【处方】 涌泉、兑端、少冲、神门、外关。

方十三(出《医学入门》)

【主治】 舌裂出血。

【处方】 内关、太冲、三阴交。

方十四(出《百症赋》)

【主治】 舌下肿痛。

【处方】 廉泉、中冲。

方十五(出《针灸聚英》)

【主治】 舌缓不语。

【处方】 哑门、关冲。

方十六(出《针灸大成》)

【主治】 重舌,腰痛。

【处方】 合谷、承浆、金津、玉液、海泉、人中。

方十七(出《类经图翼》)

【主治】 口舌疮病,糜烂疳蚀。

【处方】 颊车、地仓、廉泉、承浆、天突、金津、玉液(出血)、合谷、阴陵泉。

方十八(出《针灸集成》)

【主治】 重舌,舌裂,舌强。

【处方】 神门、隐白、三阴交。

方十九(出《针灸逢源》)

【主治】 舌肿难言。

【处方】 金津、玉液、廉泉、行间。

第十九章 咽喉病

咽喉是司饮食,行呼吸,发音声的重要器官,上连口腔,下通肺胃,《灵枢·忧恚无言》篇说:“咽喉者,水谷之道也。喉咙者,气之所以上下者也。”咽喉也是经脉循行之要冲,与五脏六腑的关系极密。《素问·阴阳应象大论》也说:“一阴一阳结,谓之喉痹。”《灵枢》经脉篇更指出:“是主肾所生病者,口热舌干,咽肿上气,嗌干及痛。”因此,若外感六淫之风热时疫,乘虚犯上,或内伤劳倦,七情郁结,以致肺胃肝肾等内脏功能失调,均可发为咽喉之疾。《素问·缪刺论》载:“邪客于手少阳之络,令人喉痹、舌卷。”其病多为火热上火,《疮疡全书》载:“咽喉有数症:有积热,有风热,有客热,有病后余毒未除”等,故针灸处方治疗,应根据局部及全身症状,进行全面考虑,辨证求因,审因论治,或清解肺胃，或滋阴降火，或清热化痰，或舒肝解郁，或活血通下等，均当随症而施，通常达变，务求中病。今选方如下。

第一节 喉 痹

方一（出《甲乙经》）

【主治】 喉痹，胸中暴逆。

【处方】 气冲、足三里、云门。

【附注】 先取气冲，后取三里、云门，均用泻法。

方二（出《甲乙经》）

【主治】 喉痹不能言。

【处方】 温溜、曲池。

方三（出《甲乙经》）

【主治】 喉痹。

【处方】 完骨、天容、气舍、天鼎、尺泽、合谷、商阳、中渚、前谷、商丘、然谷、阳交。

方四（出《千金要方》）

【主治】 喉痹，颈项肿瘤，不可俯仰，颊肿引耳后。

【处方】 完骨、天牖、前谷。

【附注】 《资生经》同。

方五（出《千金要方》）

【主治】 喉痹，胸满塞，寒热。

【处方】 中府、阳交。

方六（出《千金要方》）

【主治】 喉痹哽咽，咽肿不得消，饮食不下。

【处方】 天鼎、气舍、膈俞。

【附注】 《资生经》同。

方七(出《千金要方》)

【主治】 喉痹哽咽,寒热。

【处方】 天容、大杼、缺盆、膈俞、云门、尺泽、二间、厉兑、涌泉、然谷。

方八(出《千金要方》)

【主治】 喉痹,咽肿,水浆不下。

【处方】 璇玑、鸠尾。

方九(出《千金要方》)

【主治】 喉痹,咽如哽。

【处方】 三间、阳溪。

【附注】 《资生经》同。

方十(出《千金要方》)

【主治】 喉痹不能言。

【处方】 手①三里、温溜、曲池、中渚、丰隆。

【附注】 《资生经》同。

方十一(出《千金要方》)

【主治】 喉痹,舌卷,口僻。

【处方】 关冲、窍阴、少泽。

【附注】 《资生经》同。

方十二(出《千金要方》)

【主治】 喉痹,胁中暴逆。

---

① 手:原无,据后文温溜、曲池、中渚穴加。

【处方】 冲脉、手[①]三里、云门、少冲(出血)。

【附注】 少冲指小指端,《资生经》同。

方十三(出《玉龙经》)

【主治】 急喉闭,舌根强痛,语言不能。

【处方】 少商、手[②]三里、合谷。

方十四(出《济生拔粹》)

【主治】 喉痹。

【处方】 丰隆、涌泉、关冲、患处刺血。

方十五(出《针灸大全》长桑君天星秘诀歌)

【主治】 喉痹。

【处方】 二间、手[③]三里。

【附注】 兼治牙痛,头痛。

方十六(出《神应经》)

【主治】 喉痹。

【处方】 颊车、合谷、少商、尺泽、经渠、阳溪、大陵、二间、前谷。

方十七(出《针灸聚英》)

【主治】 喉痹。

【处方】 合谷、涌泉、天突、丰隆。

方十八(出《类经图翼》)

【主治】 喉痹。

---

① 手:原无,据上下文腧穴加。
② 手:原无,据上下文腧穴加。
③ 手:原无,据上文腧穴二间加。

【处方】 天柱、廉泉、天突、阳谷、合谷(刺五分)、后溪、三间、少商、关冲、足三里、丰隆、三阴交、行间。

方十九(出《古今医统》)

【主治】 喉痹。

【处方】 天突、丰隆。

方二十(出《神灸经纶》)

【主治】 喉痹。

【处方】 通里、然谷、厉兑、窍阴。

第二节 咽喉杂病

方一(出《千金要方》)

【主治】 喉嗌痛。

【处方】 风府、天窗、劳宫。

方二(出《千金要方》)

【主治】 喉鸣,暴忤气哽。

【处方】 扶突、天溪、天突。

【附注】 《资生经》天溪作"太溪"。

方三(出《千金要方》)

【主治】 呼吸短气,咽中如息肉状。

【处方】 液门、四渎。

【附注】 《资生经》同。

方四(出《千金要方》)

【主治】 嗌中有气,如息肉状。

【处方】 少府、支沟。

【附注】 《资生经》同。

方五(出《千金要方》)

【主治】 咽偏肿,不可以咽。

【处方】 前谷、照海。

【附注】 《资生经》上方内有“中封”。

方六(出《千金要方》)

【主治】 嗌内肿,气走咽喉而不能言。

【处方】 然谷、太溪。

方七(出《千金要方》)

【主治】 咽中痛,不可内食。

【处方】 涌泉、大钟。

方八(出《资生经》)

【主治】 喉鸣。

【处方】 (1) 大钟、大包。

(2) 阳陵泉、天池、膻中。

(3) 少商、太冲、经渠。

方九(出《济生拔粹》)

【主治】 颌肿,喉中闭塞,水粒不下。

【处方】 少商(出血)、阳谷、手大指背头节上刺出血。

方十(出《玉龙经》)

【主治】 急喉闭,舌根强痛,语言不能。

【处方】 少商、手[①]三里、合谷。

方十一(出《神应经》)

【主治】 咽中如哽。
【处方】 三间、间使。

方十二(出《针灸大全》)

【主治】 咽喉闭塞,水粒不下。
【处方】 天突、商阳、照海、十宣、后溪。

方十三(出《针灸大全》)

【主治】 双蛾风,喉闭不通。
【处方】 少商、金津、玉液、十宣。

方十四(出《针灸大全》)

【主治】 单蛾风,喉中肿痛。
【处方】 关冲、天突、合谷、后溪。

方十五(出《针灸聚英》)

【主治】 咽喉肿痛闭塞,水粒不下。
【处方】 合谷、少商(出血)、手大指甲后排刺三针出血。

方十六(出《百症赋》)

【主治】 喉痛。
【处方】 液门、鱼际。

方十七(出《针灸大成》)

【主治】 咽喉闭塞。

① 手:原无,据上下文腧穴加。

【处方】 少商、风池、照海、颊车。

方十八(出《针灸大成》)

【主治】 咽喉肿痛。

【处方】 少商、天突、合谷。

方十九(出《针灸集成》)

【主治】 双蛾。

【处方】 天窗、尺泽、神门、下三里、太溪、少商及大拇指爪甲根,排刺三针出血。

第三篇 按时配穴法

第一章 概 述

第一节 定义和分类

按时配穴法也叫按时取穴法或时间配穴法,是指按时间选取腧穴供针灸治疗的一种配穴法。

按时配穴法的配穴特征是按时间选取腧穴。根据选取腧穴的不同,按时配穴法可分为两种:(1) 按时间取十二经五输穴者叫子午流注配穴法,其中按时间的天干属性配穴且以 10 日为周期者称为纳甲法;按时间的天干属性配穴且以一日为周期者称为养子时刻注穴法;按时间的地支属性配穴者称为纳子法。纳子法又分为子母补泻法和按时循经法两种。(2) 按时间取奇经八穴者叫奇经纳卦配穴法,其中按九宫数取奇经八穴者叫灵龟八法;按时干取奇经八穴者叫飞腾八法。

第二节 源　流

按时配穴法的源流可概括为三句话：来源于《内经》，形成于宋金元，盛行于明代。现分述于下：

一、学术思想来源于《内经》：《内经》虽成书于两千多年前的春秋战国时代，但对人体的各种生理节律以及对疾病“因时制宜”的治疗原则已有较多的论述。《灵枢·卫气行》篇载：“谨候其时，病可与期；失时反候者，百病不治。”强调了掌握治疗（包括针灸）时机的重要性。《灵枢·卫气行》篇又载：“谨侯气之所在而刺之，是谓逢时。”则进一步指出，按时取穴的实质就是候气，这一论述很精辟，对目前在探讨按时配穴法的作用原理时仍具有指导意义。《灵枢·九针十二原》篇载：“其来不可逢，其往不可追。”《灵枢》小针解篇补充说：“‘其来不可逢’者，气盛不可补也。‘其往不可追’者，气虚不可泻也。”《灵枢·邪客》篇也补充说：“因冲而泻，因衰而补，如是者，邪气得去，真气坚固，是谓因天之序。”这些经文的基本论点是：通过候时的方法去候气，进一步又可按气血盛衰的时机而分别施用补泻，这是子午流注纳子法和养子时刻注穴法的理论基础。《素问·针解》篇载：“补泻之时者，与开阖相合也。”在一些注文中，对“开阖”又进一步作了解释，如唐代王冰注：“气当时刻谓之开，已过未至谓之阖。”清代张志聪注：“气来谓之开，可以迎而泻之；气去谓之阖，可以随而补之。”《内经》不仅提出了气血开阖的概念，还论述了它和补泻的关系。综上所述，的确可以看出按时配穴法的学术思想来源于《内经》。不仅如此，按时配穴法学术思想甚至还可追溯至《内经》成书以前。《灵枢·九针十二原》篇载：“知机之道者，不可挂以发；不知机道，叩之不发；知其往来，要与之期。”这段经文是转引自古代针灸医籍《小针》，在《灵枢·小针解》篇和《素问·针解》篇中，对这段引文均有解释。因此，按时刺灸的学术思想不仅来源于《内经》，甚至还可以追溯到《内经》成书以前。

二、具体方法是在宋金元时代形成的：可以把这一时期划分为两个阶段：第一阶段中，提出了按时配穴法的概念和取穴原则，其代表著作为窦汉卿的《标幽赋》和何若愚的《流注指微赋》。在第二阶段中才形成了以子午流注为代表的具体配穴方法，其代表著作为何若愚的《子午流注针经》、阎明广的《流注经络井荥图歌诀》(已编入《子午流注针经》卷下)以及王国瑞的《扁鹊神应针灸玉龙经》。

在《标幽赋》和《流注指微赋》中就已提出了有关按时配穴法的概念和配穴原则。例如《标幽赋》载："察岁时于天道，定形气于予心。"提出了"岁时"的概念，也就是按时配穴法的概念。《标幽赋》又载："知本时之气开，说经络之流注。"指出"本时"和"气开"的关系，再次提出了气血开阖的概念。在此基础上，《标幽赋》进一步提出："推于十干十变，知孔穴之开阖；论其五行五脏，察日时之旺衰。"这就是按干支推算穴位开阖的方法。《流注指微赋》载："阴俞六十脏主，阳穴七二腑收。"明确了五输穴的阴阳属性。《流注指微赋》又载："阴日血引，值阳气留口温针；阳日气引，逢阴血暖牢寒濡。"则又提出"阴日血引，阳日气引"的概念。有关"五门八法"在按时配穴法中的运用也是由窦汉卿提出的，《标幽赋》载："更穷四根三结，依标本而病无不痊；但用八法五门，分主客而针无不效。"此外，在《流注指微赋》中提出："甲胆乙肝，丁火壬水，生我者号母，我生者名子，"则是子母补泻配穴法的基础。有关"养子时刻注穴法"也有记载，如《标幽赋》载："一日取六十六穴之法，方见幽微；一时取一十二经之原，始知要妙。"《流注指微赋》载："男女气脉，行分时合度，养子时刻注穴。"

在《子午流注针经》中则已形成了较为系统的子午流注配穴方法。该书是系统记载子午流注纳甲法配穴方法的一部最早著作，所以是研究按时配穴法的重要文献资料。《子午流注针经》出版于贞元癸酉年(1153 年)，作者为何若愚，由阎明广注解，但该书下卷实际上就是阎明广的著作，其根据是该书的序文。阎明广在《子午流注针经序》中说："近于贞元癸酉年间，收何公所作指微针赋一道……为之注解。广今复采难素遗文，贾氏井荥六十首，法布经络往还，复针刺孔穴部分，钤括图形，集成一义，目之曰流注经络井荥图歌诀，续于赋后。"因此，《子午流注针经》应该是何若愚和阎明广两个人的合著，两个人对子午流注的形成都具有同样的贡献。

《扁鹊神应针灸玉龙经》为元代王国瑞所著，刊于天历二年(1329 年)。王国瑞为窦汉卿学派的主要继承人之一。据上海市针灸经络研究所吴绍德氏的考证认为，《扁鹊神应针灸玉龙经》一书在按时配穴法方面的成就有二：① 创用飞腾八法。飞腾八法的名称首见于该书，但其配穴方法与目前沿用者却不全相同。由于王氏的飞腾八法与灵龟八法相近处较多，所以似应列为正宗，因此有进一步发掘整理的价值；② 创用十二经夫妻相合、逐日按时选取原穴配穴法。该法是根据《河图》五门十变、十天干夫妻相配的理论，与十二经相配合，并根据夫妻经原穴相配的原则，按干支的变化演绎而来的，是子午流注配穴法的另一支派，是在窦流卿《针经指南·夫妻配合》说的基础上，经王氏发展而来的。

三、盛行并发展于明代：明代的一些针灸专著中大部分都收载了有关子午流注和灵龟八法的文章，可见当时的盛行情况，其中的代表著作就是《针灸大全》和《针灸大成》。

《针灸大全》不仅收载了按时配穴法的一些歌赋，而且还有一定的发展，主要有三个方面：① 修改了《子午流注针经》中的"流注经络井荥图"，将"原图十二"幅修改为十幅，并以"流注图"的篇名载入《针灸大全》；② 将《子午流注针经》中子午流注纳甲法的开穴方法，改写为歌诀体例的"子午流注逐日按时定穴歌"；③ 最早提出了"灵龟八法"的名称，因此有人认为，"灵龟八法"是否就是由徐凤提出来的？当然目前还缺少直接的论据。

《针灸大全》中载有"子午流注逐日按时定穴歌"，《针灸大成》并作了转载，但题名为"徐氏子午流注逐日按时定穴歌"。由于该歌诀对子午流注记述得比较系统，所以后来一些人都认为"徐氏"对子午流注的发展有重要贡献，甚至也有人认为"徐氏"就是子午流注的首创者。因此，探讨"徐氏"是谁的问题，自然就引起许多人的兴趣。对这个问题目前有两种看法：大多数人认为"徐氏"就是明代《针灸大全》的作者徐凤(我们倾向于这种看法)；也有人认为"徐氏"是南齐，即南北朝时代的徐文伯。认为"徐氏"即徐凤的根据如下：①《针灸大成》一书中，题下标有"徐氏"者皆引自《针灸大全》，且皆指徐凤，该歌诀也引自《针灸大全》，所以也有可能是徐凤所作；②《针灸大全》中所载的该歌诀，在篇名上未列"徐氏"二字，所以有可能是他本人的著作；③ 歌诀的体例为七言叶韵，是明代的通用文体，与南北朝时代的文体不同；④《针灸大全》在该歌后有几句话："余今将流注按时定穴，编成歌括一十首，使后之学者，易为记诵，临用之时，不待思忖。"文中的"余"当然是指徐凤本人，这是一个较为直接的根据。因此，徐凤对子午流注的推广和发展是有一定贡献的。

《针灸大成》的卷五可以看作是有关按时配穴法的专著，它收载了有关按时配穴法的各家著作32篇，并对它们做过21处的校勘和11处的注释(参见表十、表十一、表十二)。因此，《针灸大成》在推广按时配穴法方面也起过重要的作用。

表十 《针灸大成》卷五内容的出处

出处(书目、作者)	注释	校勘	计
《医经小学》(1311)	1		1
徐氏	3	14	17
《针灸聚英》(1439)	4	2	6
《医学入门》(1575)	1	1	2
杨氏(1601)	2	4	6
计	11	21	32

表十一 《针灸大成》卷五内容的体例

体例	歌赋	论文	图表	计
篇数	19	9	4	32

表十二 《针灸大成》卷五的内容分类

内容		篇数	备注
子午流注	基础	7	
	应用	10	
灵龟八法	基础	10	
	应用	3.5	
飞腾八法		0.5	为《八法歌》的部分内容
其他		1	《八法手诀歌》
计		32	

第三节 临床意义

根据一些临床研究的资料来看，与常规的针灸配穴法相比，按时配穴法的疗效较高、疗程较短、副作用较少。疗效问题是目前研究按时配穴法中的关键课题，疗效高才能加速这项方法的发展；否则一切工作将是毫无意义的。目前有关临床报告的资料较多，说明大家都在关注这个问题。但在一些文章中，普遍存在的问题是：其结论缺乏统计学方面的可信性，当然这也是临床研究工作的一个难点。尽管临床研究存在一定困难，但就目前的研究结果来看，均一致认为按时配穴法（子午流注、灵龟八法）的临床针灸疗效高于常规的针灸配穴法。

白求恩医科大学李陟同志对针灸门诊患者，按初诊顺序，以随机方法分为观察组和对照组（每组 200 例），去观察子午流注纳甲法的疗效，对照组则应用一般针灸方法治疗。两组中在同一病种间要求例数相近、病程相近、性别相近、年龄相近、就诊时间相近、疗程相近、配穴处方基本相近、手法基本一致、疗效判定标准一致，这种观察方法基本符合统计学的要求。观察结果如表十三。李氏的这项观察表明，子午流注纳甲法配穴的痊愈率明显高于对照组，并具有统计学方面的非常显著差异。

表十三　子午流注纳甲法疗效的观察（据白求恩大学李陟同志的论文）

分组	例数	疗效				显著性测验
		痊愈	显效	好转	无变化	
观察组（纳甲法配穴）	200	67（33.5%）	57（28.5%）	63（31.5%）	13（6.5%）	$P<0.01$
对照组（一般配穴）	200	13（6.5%）	29（14.5%）	94（47.0%）	64（32.0%）	$X^2=85.5$

第四节　干支的基本属性

在按时配穴法的推算过程中，经常要提到天干和地支。天干和地支可以看作是一种符号，它既可以用作记日记时，又可以代表脏腑经络。天干与十二经的配属关系见表十四，地支与十二经的配属关系见表十五。这种关系在按时配穴法中经常应用，必须牢记，最好能背诵《十二经纳天干歌》和《十二经纳地支歌》。

十二经纳天干歌

甲胆乙肝丙小肠，丁心戊胃己脾乡。
庚属大肠辛属肺，壬属膀胱癸肾藏。

三焦亦向壬中寄，包络同归入癸方。

十二经纳地支歌

肺寅大卯胃辰宫，脾巳心午小未中。

申胱酉肾心包戌，亥焦子胆丑肝通。

表十四　天干与十二经的配属关系

天干	甲	乙	丙	丁	戊	己	庚	辛	壬	癸
经络	胆	肝	小肠	心	胃	脾	大肠	肺	膀胱三焦	肾心包

表十五　地支与十二经的配属关系

地支	寅	卯	辰	巳	午	未	申	酉	戌	亥	子	丑
时间	3～5	5～7	7～9	9～1	11～13	13～15	15～17	17～19	19～21	21～23	23～1	1～3
经络	肺	大肠	胃	脾	心	小肠	膀胱	肾	心包	三焦	胆	肝

在干支的基本属性中，除上述与十二经的配属关系外，还有其阴阳属性（见表十六）。此外，天干还有五行属性（见表十七）。十二经的五输穴虽然都有五行属性，但阳经五输穴的五行配属关系和阴经五输穴的五行配属关系并不相同，详见表十七。

表十六　干支的阴阳属性

	天　干	地　支
阳	甲、丙、戊、庚、壬	子、寅、辰、午、申、戌
阴	乙、丁、己、辛、癸	丑、卯、巳、未、酉、亥

表十七　天干、脏腑经络、五输穴的五行属性

五行		木	火	土	金	水
天干		甲、乙	丙、丁	戊、已	庚、辛	壬、癸
脏腑经络		胆、肝	小肠、心	胃、脾	大肠、肺	膀胱、肾
五输穴	阳经	输	经	合	井	荥
	阴经	井	荥	输	经	合

第二章　日时干支推算法

不论哪种按时配穴法，在具体配穴时，都需首先确定当日干支和临时干支。

第一节　日干支的推算

判定当日干支时，目前通用公历（阳历）进行推算。计算方法有三个步骤。

一、确定当年月日平年或闰年

公历中有闰日（即二月有29天）的年叫闰年。闰年的判定方法是，将公元纪年的年数除以4，能被除尽者为闰年；除不尽者为平年。但逢百的年（以双零结尾者），只有能被400除尽者才是闰年。例如：

1 984÷4=496（能除尽，闰年）

1 985÷4=496……余1（平年）

1 900÷400=4……余3（平年）

2 000÷400=5（能除尽，闰年）

闰年的这种判定方法叫置闰法则，是罗马教皇格列高利十三世（Gregorius XⅢ）在1582年所规定的，目前仍在沿用。即每四年中有一个闰年，但在400年中停闰三次，即400年中有97个闰年。为了记忆这种判定闰年的方法，首先应理解其理论依据。

地球公转一周所需要的时间叫回归年，为365.242 2日。公历（阳历）平年只有365日，较回归年少0.242 2日（5时48分46秒），四个平年积累起来较四个回归年少0.968 8天。如果规定每四年有一个闰年，在二月加一天的话，则第四年又比四个回归年多0.0312日，400年就比400个回归年多3.12日。因此，在400年中如停闰三次，则基本上才能与回归年一致。

二、确定当年元旦的干支

可以上一年的元旦干支为基础，去推算本年的元旦干支。如上一年为平年，可从上一年的元旦干支顺数五个干支即是(因干支配合的周期为 60 天，如果上一年为平年，则全年为 365 天，恰为 6 个干支周期零 5 天，所以可从上一年的元旦干支顺数 5 个干支即是)。如上一年的为闰年，可从上一年的元旦干支顺数 6 个干支即是(闰年时全年 366 天，恰为六个干支周期 6 天)。

【例一】 已知 1983 年(平年)的元旦干支为己丑，推算 1984 年元旦的干支?

由己丑顺数 5 个干支为甲午，即是 1984 年元旦的干支。

【例二】 已知 1984 年(闰年)的元旦干支为甲午，推算 1985 年元旦的干支?

由甲午顺数 6 个干支为庚子，即是 1985 年元旦的干支。

此外，为了应用上的方便，也可应用查表法，参见 1984—2043 年元旦干支表(表十八)。

表十八　1984—2043 年元旦干支表

闰年		平年					
年份	元旦干支	年份	元旦干支	年份	元旦干支	年份	元旦干支
1984	甲午	1985	庚子	1986	乙巳	1987	庚戌
1988	乙卯	1989	辛酉	1990	丙寅	1991	辛未
1992	丙子	1993	壬午	1994	丁亥	1995	壬辰
1996	丁酉	1997	癸卯	1998	戊申	1999	癸丑
2000	戊午	2001	甲子	2002	己巳	2003	甲戌
2004	己卯	2005	乙酉	2006	庚寅	2007	乙未
2008	庚子	2009	丙午	2010	辛亥	2011	丙辰
2012	辛酉	2013	丁卯	2014	壬申	2015	丁丑
2016	壬午	2017	戊子	2018	癸巳	2019	戊戌
2020	癸卯	2021	己酉	2022	甲寅	2023	己未
2024	甲子	2025	庚午	2026	乙亥	2027	庚辰
2028	乙酉	2029	辛卯	2030	丙申	2031	辛丑
2032	丙午	2033	壬子	2034	丁巳	2035	壬戌
2036	丁卯	2037	癸酉	2038	戊寅	2039	癸未
2040	戊子	2041	甲午	2042	己亥	2043	甲辰

三、计算当日干支

【计算方法】 以当年元旦干支的顺序数值(如甲=1,乙=2……子=1,丑=2……)作基数,加上所求的日数,再加上月代表数值(表十九),如系闰年则从三月起再加1,将所得的数除以干支的周期数(天干的周期数为10,地支的周期数为12),所得余数(不是商数)即为所求日干支的顺序数值。

表十九　月代表数值

月		1	2	3	4	5	6	7	8	9	10	11	12
平年	干	−1	0	−2	−1	−1	0	0	+1	+2	+2	+3	+3
	支	+1	+6	+10	+5	−1	+6	0	+7	+2	+8	+3	+9
闰年	年加	不加		余数加1									

附:各月代表数值歌

一五双减一,二六加零六,
三减二加十,四减一加五,
七零九加二,八加一七走,
十上加二八,冬三腊三九,
闰从三月起,余数增加一。

【例】 试推算1983年7月21日(初伏)的干支。

按题意,先算1982年是平年或闰年,

1 982÷4=495……余2(平年)

又知,1982年的元旦干支为甲申,从甲申顺数5个干支为己丑,即为1983的元旦的干支。也可通过查表法得知。

然后,列式如下:

日干=(6+21+0)÷10
=27÷10
=2……余7(庚)

日支=(2+21+0)÷12
=23÷12
=1……余11(戌)

计算结果：1983 年 7 月 21 日为庚戌日。

第二节　时干支的推算

一、时辰与小时

每两小时为一个时辰，其对照关系如表二十。

表二十　时辰与小时的对应关系

时辰（支）	子	丑	寅	卯	辰	巳	午	未	申	酉	戌	亥
时间（小时）	23—1	1—3	3—5	5—7	7—9	9—11	11—13	13—15	15—17	17—19	19—21	21—23

二、推算方法基本推算方法是“按日起时”，即根据日干支去推算时干支。首先需知道十个日干的寅时干支，可背诵“八法五虎建无日时歌”：

八法五虎建元日时歌

甲己之辰起丙寅，乙庚之日戊寅行，

丙辛便起庚寅起，丁壬壬寅亦顺寻，

戊癸甲寅定时侯，五虎得合是元因。

现将本歌的内容列表附后（表二十一）。知道了每天寅时的干支后，其他时干可依次向上下推算即得。例如，知道了甲日的寅时为两寅后，即可向上推算丑时为乙丑；向下推算卯时为丁卯。

表二十一　十日干的寅时干支

日干	甲、己	乙、庚	丙、辛	丁、壬	戊、癸
寅时干支	丙寅	戊寅	庚寅	壬寅	甲寅

三、标准时间（区时）换算为当地时间（地方时）的方法

应用按时配穴法时，在推算临时干支过程中，必须采用当地时间（地方时），而不能用标准时间（区时）。因此，需要根据标准时，按所在区域的经度换算为当地时间（我国主要城市的经度见表二十二）。换算公式为：

表二十二　中国主要城市的经度(据于致顺氏论文)

城　市	经度(东经)	城　市	经度(东经)
哈尔滨	126.7	兰　州	103.8
佳木斯	130.4	乌鲁木齐	87.6
齐齐哈尔	123.9	上　海	121.5
牡丹江	129.4	合　肥	117.3
大　庆	125.3	杭　州	120.2
沈　阳	123.4	武　汉	114.2
长　春	125.3	南　京	118.8
北　京	116.3	南　昌	115.9
天　津	117.2	长　沙	113.0
石家庄	114.6	广　州	113.3
太　原	112.6	福　州	119.3
济　南	117.0	贵　阳	106.7
郑　州	113.7	南　宁	108.3
银　川	106.3	昆　明	102.7
呼和浩特	111.7	成　都	104.1
西　安	108.9	拉　萨	91.0

东经地区的地方时＝区时＋4分钟×(当地经度－时区中央经线)

西经地区的地方时＝区时－4分钟×(当地经度－时区中央经线)

我国采用东八区的区时(以北京时间作为标准时间),时区中央经线为东经120°,所以在我国区域内的换算公式为:

地方时＝北京时间＋4分钟×(当地经度－120°)

【例】 欲将北京时间10点40分(巳时)换算为哈尔滨的地方时(哈尔滨位于东经126.7°),则可代入公式:

10点40分＋4分×(126.7°－120°)
＝10点40分＋4分×6.7
＝10点40分＋26.8分
＝11点6.8分(午时)

为了牢记上述的换算方法，必须理解其理论依据，所以有必要介绍一下地方时和区时的概念。

地球上连接南北两极的线叫经线（也叫子午线）。国际上规定，把通过英国格林威治天文台原址的那条经线定为0°经线（也叫本初子午线）。从0°经线算起，向东、西各分作180°（合计360°）。地球由西向东不停地自转，因而东方较西方先见日出（抚远是我国最先见到日出的地方），所以东方的时间较西方晚。地球每自转一周（360°）需24小时，即每小时自转15°，即自转一小时转过经度为15°。因此，地球上经度不同的地方，时间也不一样，这种因经度而异的时间称为地方时。

为了统一时间标准，1884年国际经度会议制定了一个时区制度，将地球表面按经度等分为24区，称为时区。以本初子午线为基准，东、西经度各7.5°的范围作为零时区，然后每隔15°为一个时区，即：东（西）经度7.5°～22.5°的范围为东（西）一时区；东（西）经度22.5°～37.5°的范围为东（西）二时区等，依次类推。在东、西12时区虽然钟点相同，但日期恰好差一天，东12时区比西12时区早24小时（例如东12时区的五月一日，恰为西12时区的四月三十日）。在每一时区内一律用它的中央子午线上的时间，统称为该区的标准时。各时区内统一采用的标准时称为该时区的区时。每经过一个时区的界限，区时便差一个小时。我国幅员辽阔，东西相距五千余里，极东的黑龙江省抚远县和最西方的乌兹别里山口相距五个时区，其时间虽然也应该相差五个区时，但我国统一采用东八区的区时（北京时间）作为全国的标准时。

如上所述，经度每隔15°则时间相差一小时（60分钟），因此经度每隔1°时间则相差4分钟。由于地球由西向东转动，所以东方比西方早，东经地区每增加东经1°则时间也增加4分钟。因此：

东经地区的地方时＝区时＋4分钟×（当地经度－时区中央经线）。

根据同样道理，西经地区每增加西经1°则时间反而减少4分钟。因此：

东经地区的地方时＝区时－4分钟×（当地经度－时区中央经线）。

第三节　日干的指掌推算法

上面已经介绍了日时干支的推算方法，这是推算灵龟八法开穴的基础。但在应用子午流注纳甲法、养子时刻注穴法以及飞腾八法进行配穴时，只需推算日干即可，不必推算日干支，故采用指掌推算法更为简捷。

一、十天干在指掌上的定位如图一。可据下述推算方法按逆时针方向运算。

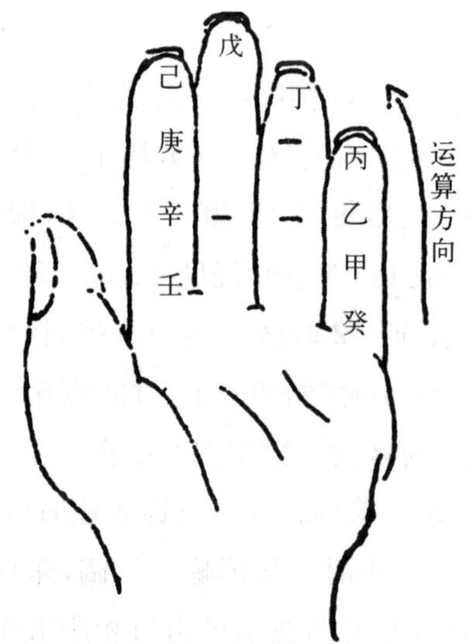

图一　十天干在指掌上的定位

二、推算方法

按如下三个步骤进行连续推算：(1) 以前一年元旦日干作起点，取“平年进五，闰年进六”的数值，按指掌的上述定位和运算方向，向前推算出当年元旦的日干；(2) 以当年元旦日干为起点，按“指掌法月代表数值歌”(附后)继续推算出当月一日的日干；(3) 以当月一日的日干为起点推算当日的日干。方法是按日数的个位数向前顺数即可，如个位为 0；则顺数为 10，其终点就是当日的日干。根据日干，按“八法五虎建元日时歌”(见前)即可推算出时干支。

指掌法月代表数值歌

【平年】

一四五不变，三月干退一，

二六七进一，八月干进二，

九十干进三，十一十二进四。

【闰年】

一三干不变，二四五进一，

六七干进二，八月干进三，

九十干进四，十一十二进五。

第三章　子午流注纳甲法

第一节　应用腧穴

子午流注是按时间取十二经五输穴的一种配穴法。五输穴共六十六个，皆位于四肢肘膝以下，是临床上常用的腧穴。六条阴经各有井、荥、输、经、合，共三十穴；各阳经多一个原穴，六条阳经共三十六穴，故十二经共六十六穴。《灵枢·九针十二原》篇载："五藏五腧，五五二十五腧；六府六腧，六六三十六腧，"共计六十一个腧穴。《灵枢·本输》篇进一步列出六十一个腧穴的具体名称，但其中缺心经的五输穴。至《甲乙经》在其卷三第二十六中才有心经五输穴的记载，列出心井少冲、心荥少府、心输神门、心经灵道和心合少海，故总共为六十六穴。至于井、荥、输、经、合等名称的含义，则是用水流的状态来形容经气的传输情况。《灵枢·九针十二原》篇载："所出为井，所溜为荥，所注为俞，所行为经，所入为舍。"阴经虽然没有原穴，但当配穴需要时可用各经的俞穴代替。具体腧穴的名称见表二十三。为了便于记忆，可背诵《井荥俞原经合歌》：

井荥俞原经合歌

少商鱼际与太渊，经渠尺泽肺相连，

商阳二三间合谷，阳溪曲池大肠牵。

隐白大都太白脾，商丘阴陵泉要知。
厉兑内庭陷谷胃，冲阳解溪三里随，
少冲少府属于心，神门灵道少海寻，
少泽前谷后溪腕，阳谷小海小肠经。
涌泉然谷与太溪，复溜阴谷肾所宜。
至阴通谷束京骨，昆仑委中膀胱知，
中冲劳宫心包络，大陵间使传曲泽，
关冲液门中渚焦，阳池支沟天井索。
大敦行间太冲看，中封曲泉属于肝。
窍阴侠溪临泣胆，丘墟阳辅阳陵泉，

表二十三　十二经的进荥俞原经合

经脉	井	荥	俞	原	经	合
肺	少商	鱼际	太渊	（太渊）	经渠	尺泽
大肠	商阳	二间	三间	合谷	阳溪	曲池
脾	隐白	大都	太白	（太白）	商丘	阴陵泉
胃	厉兑	内庭	陷谷	冲阳	解溪	足三里
心	少冲	少府	神门	（神门）	灵道	少海
小肠	少泽	前谷	后溪	腕骨	阳谷	小海
肾	涌泉	然谷	太溪	（太溪）	复溜	阴谷
膀胱	至阴	通谷	束骨	京骨	昆仑	委中
心包	中冲	劳宫	大陵	（大陵）	间使	曲泽
三焦	关冲	液门	中渚	阳池	支沟	天井
肝	大敦	行间	太冲	（太冲）	中封	曲泉
胆	窍阴	侠溪	临泣	丘墟	阳辅	阳陵泉

第二节　取穴原则

纳甲法的取穴原则是：阳日阳时开阳经腧穴；阴日阴时开阴经腧穴。

第三节　取穴步骤的剖析

子午流注纳甲法的运算周期为十天(120 个时辰，其中 60 个时辰为开穴时间，共开 72 个穴位，另 60 个时辰不开穴），现将具体配穴时的四个步骤剖析如下：

一、按“阳进阴退”的规则推算十干日的井穴开穴时间：一个运算周期（十天）中，首先定甲日胆经井穴窍阴的开穴时间为甲戌时。以甲日甲戌时为基础，以下逐日将天干进一位，地支退一位（这种推算方法叫“阳进阴退”）即可推算出以下各日干值日经（值日经的概念参见章第六节）的井穴开穴时间。例如，乙日肝经（值日经）井穴大敦的开穴乙（甲进一位为乙）酉（戌退一位为酉）时。如此推算至最后一个日干（癸日）的井穴时，为了和下一周期的甲日甲戌时构成环流关系，故不取癸丑时，而取癸亥时，即癸日肾经井穴涌泉的开穴时间为癸亥时。十个日干值日经井穴的开穴时间见表二十四。

表二十四　十日干值日经井穴的开穴时间

日（干）	甲	乙	丙	丁	戊	己	庚	辛	壬	癸
时（干支）	甲戌	乙酉	丙申	丁未	戊午	己巳	庚辰	辛卯	壬寅	癸亥
开穴	窍阴（胆井）	大敦（肝井）	少泽（小肠①井）	少冲（心井）	厉兑（胃井）	隐白（脾井）	商阳（大肠②井）	少商（肺井）	至阴（膀井）	涌泉（肾井）

二、按“经生经、穴生穴”的规则推算每天（值日）井穴后几个开穴时间应配的具体穴位：根据“阳日阳时阳穴，阴日阴时阴穴”的原则，可定出每天（值日）开井穴的几个开穴时间，但在这些时间里应开哪些穴位呢？则需本着“经生经、穴生穴”的关系进行推算。“经生经”是指前一个配穴经脉与次一个配穴经脉间呈相生关系，例如甲日甲戌为胆经（木）开穴，则下一个开穴时间丙子时就应该是小肠经（火）开穴，也就是木生火的关系。“穴生穴”是指前一个开穴的五输穴属性与次一个开穴的五输穴属性间呈相生关系，例如甲日甲戌时开胆经井穴窍阴（阳井属金），下一个开穴时间丙子时开小肠经荥穴前谷（阳荥属水），也就是金生水的关系。

三、按“日干重见”的规则推算三焦经和心包经的开穴时间：《针灸大全》载：“阳干注腑，甲丙戊庚壬而重见者，气纳三焦；阴干注脏，乙丁己辛癸而重见

① 肠：原无，据医理加。
② 肠：原无，据医理加。

者，血归包络。”由于甲、丙、戊、庚、壬等五个日干属阳，注阳腑，所以遇日干重见的时辰则开三焦经（阳经）穴位；乙、丁、己、辛、癸等五个日干属阴，注阴脏，所以遇日干重见的时辰则开心包经（阴经）穴位。例如，甲日（阳日）甲戌时为胆经井穴的开穴时间，重见日干的时辰是甲申时，所以日干重见的甲申时是三焦经的开穴时间。遇日干重见的时辰，应具体开三焦、心包经中的哪个穴位呢？也要区别阳干与阴干：阳干值日时，开三焦经中值日经的母穴（叫做“他生我”）。例如，甲日甲戌时为胆经井穴的开穴时间，“日干重见”的甲申时应开三焦经中胆经（值日经）的母穴，胆经的天干为甲，属木，木的母穴是水（水生木），而三焦经的水代表荥穴（阳经荥穴属水），即液门穴，所以“日干重见”的甲申时开液门穴。同样，阴干值日时，应开心包经中值日经的子穴（叫做“我生他”）。例如，乙日乙酉时为肝经井穴的开穴时间，“日干重见”的乙未时应开心包经中肝经（值日经）的子穴。肝经的天干为乙，属木，木的子穴是火（木生火），而心包经的火代表荥穴（阴经荥穴属火），即劳宫穴，所以“日干重见”的乙未时开劳宫穴。三焦、心包两经的开穴时间如表二十五。

表二十五　三焦、心包两经的开穴时间

值日（干）	甲	乙	丙	丁	戊	己	庚	辛	壬	癸
时（干支）	甲申	乙未	丙午	丁巳	戊辰	己卯	庚寅	辛丑	壬子	癸酉
经　脉	三焦	心包	三焦	心包	三焦	心包	三焦	心包	三焦	心包
开　穴	液门（荥）	劳宫（荥）	中渚（俞）	大陵（俞）	支沟（经）	间使（经）	天井（合）	曲泽（合）	关冲（井）	中冲（井）

四、按“返本还原”的规则推算原穴的开穴时间：在输穴开穴的时间内，由于并过值日经的原穴，所以原穴与输穴的开穴时间是一致的。例如，乙日戊寅时为胃经输穴陷谷的开穴时间，所以也同时开值日经胆经的原穴丘墟，《针灸大全》称原穴的这种开穴方法为“返本还原。”十二经原穴的开穴时间如表二十六。

表二十六　十二经原穴的开穴时间

值日（干）	甲	乙	丙	丁	戊	己	庚	辛	壬	癸
时（干支）	戊寅	己丑	庚子	辛亥	壬戌	癸酉	甲申	乙未	丙午	丁卯

（续表）

<table>
<tr><td rowspan="2">开穴</td><td>俞穴</td><td>陷谷（胃输）</td><td>太白（脾输）</td><td>三间（大肠输）</td><td>太渊（肺输）</td><td>束骨（膀胱输）</td><td>太溪（肾输）</td><td>临泣（胆输）</td><td>太冲（肝输）</td><td>后溪（小肠输）</td><td>神门（心输）</td></tr>
<tr><td>原穴</td><td>丘墟（胆原）</td><td>太冲（肝原）</td><td>腕骨（小肠原）</td><td>神门（心原）</td><td>冲阳（胃原）</td><td>太白（脾原）</td><td>合谷（大肠原）</td><td>太渊（肺原）</td><td>京骨（膀胱原）
阳池（三焦原）</td><td>太溪（肾原）
大陵（心包络原）</td></tr>
</table>

第四节　合日互用法

上述四个开穴步骤是一种常规推算方法，如在不开穴的时间遇急诊且必须进行治疗时，则可采用“合日互用”的方法。在十干日中，甲与己互为合日，乙与庚互为合日，丙与辛互为合日，丁与壬互为合日，戊与癸互为合日。合日间可以互用，例如甲日的乙亥时不开穴，遇急诊时可借取己日乙亥时所开的中封穴进行针灸。

第五节　徐氏子午流注逐日按时定穴歌

上面（第三节）通过剖析子午流注纳甲法的四个开穴步骤，进而阐明了它的开穴规则，但这还不能满足临床应用时的需要。临证治疗时，如已知当天的日时干支后，就要求能迅速查出具体开穴，比较简捷的方法就是背诵《徐氏子午流注逐日按时定穴歌》（附后）。这是《针灸大全》的作者徐凤按上述开穴规则和步骤，预先推算出一个周期（10 天，计 120 个时辰）的具体配穴名称，以歌诀体例写成的。临证治疗时，如能娴熟地背诵歌诀，即可迅速查到开穴，且能避免按通常方法推算时可能出现的换算错误。由于本歌诀中的大部分经、穴名称和五输穴性质等均应用简称甚至省略，故将本歌诀同时以表解形式列出（表二十七），阅读时歌表可相互参照。除徐氏歌诀外，另一种临床应用的简捷推算法就是指掌推算法，见本章第七节。

表二十七　子午流注纳甲法的开穴时间(1)

开穴＼日期 时间	甲		乙		丙		丁		戊	
子	甲子		丙子	小荥前谷	戊子		庚子	大输三间 小原腕骨	壬子	
丑	乙丑	肝荥行间	丁丑		己丑	脾输太白 肝原太冲	辛丑		癸丑	肾经复溜
寅	丙寅		戊寅	胃输陷谷 胆原丘墟	庚寅		壬寅	膀经昆仑	甲寅	
卯	丁卯	心输神门 肾原太溪 包原大陵	己卯		辛卯	肺经经渠	癸卯		乙卯	肝合曲泉
辰	戊辰		庚辰	大经阳溪	壬辰		甲辰	胆合阳陵	丙辰	
巳	己巳	脾经商丘	辛巳		癸巳	肾合阴谷	乙巳		丁巳	丁纳： 包输大陵
午	庚午		壬午	膀合委中	甲午		丙午	丙纳： 三输中渚	戊午	胃井厉兑
未	辛未	肺合尺泽	癸未		乙未	乙纳： 包荥劳宫	丁未	心井少冲	己未	
申	壬申		甲申	甲纳： 三荥液门	丙申	小井少泽	戊申		庚申	大荥二间
酉	癸酉	癸纳： 包井中冲	乙酉	肝井大敦	丁酉		己酉	脾荥大都	辛酉	
戌	甲戌	胆井窍阴	丙戌		戊戌	胃荥内庭	庚戌		壬戌	膀输束骨 胃原冲阳
亥	乙亥		丁亥	心荥少府	己亥		辛亥	肺输太渊 心原神门	癸亥	

表二十七　子午流注纳甲法的开穴时间(2)

开穴＼日期 时间	己		庚		辛		壬		癸	
子	甲子	胆经阳辅	丙子		戊子	胃合三里	庚子		壬子	壬纳： 三井关冲
丑	乙丑		丁丑	心合少海	己丑		辛丑	辛纳： 包合曲泽	癸丑	

（续表）

开穴 时间 \ 日期	己		庚		辛		壬		癸	
寅	丙寅	小合小海	戊寅		庚寅	庚纳：三合天井	壬寅	膀井至阴	甲寅	
卯	丁卯		己卯	己纳：包经间使	辛卯	肺井少商	癸卯		乙卯	
辰	戊辰	戊纳：三经支沟	庚辰	大井商阳	壬辰		甲辰	胆荥侠溪	丙辰	
巳	己巳	脾井隐白	辛巳		癸巳	肾荥然谷	乙巳		丁巳	
午	庚午		壬午	膀荥通谷	甲午		丙午	小输后溪 膀原京骨 三原阳池	戊午	
未	辛未	肺荥鱼际	癸未		乙未	肝输太冲 肺原太渊	丁未		己未	
申	壬申		甲申	胆输临泣 大原合谷	丙申		戊申	胃经解溪	庚申	
酉	癸酉	肾输太溪 脾原太白	乙酉		丁酉	心经灵道	己酉		辛酉	
戌	甲戌		丙戌	小经阳谷	戊戌		庚戌	大合曲池	壬戌	
亥	乙亥	肝经中封	丁亥		己亥	脾合阴陵	辛亥		癸亥	肾井涌泉

子午流注逐日按时定穴歌（出《针灸大全》）

一、甲日戌时胆窍阴，丙子时中前谷荥，
　　戊寅陷谷阳明输，返本丘墟木在寅，
　　庚辰经注阳溪穴，壬午膀胱委中寻，
　　甲申时纳三焦水，荥合天干取液门。
二、乙日酉时肝大敦，丁亥时荥少府心，
　　己丑太白太冲穴，辛卯经渠是肺经，
　　癸巳肾宫阴谷合，乙未劳宫火穴荥。
三、丙日申时少泽当，戊戌内庭治胀康，
　　庚子时在三间输，本原腕骨可祛黄，
　　壬寅经火昆仑上，甲辰阳陵泉合长，

丙午时受三焦木，中渚之中仔细详。

四、丁日未时心少冲，己酉大都脾土逢，
辛亥太渊神门穴，癸丑复溜肾水通，
乙卯肝经曲泉合，丁巳包络大陵中。

五、戊日午时厉兑先，庚申荥穴二间迁，
壬戌膀胱寻束骨，冲阳土穴必还原，
甲子胆经阳辅是，丙寅小海穴安然，
戊辰气纳三焦脉，经穴支沟刺必痊。

六、己日巳时隐白始，辛未时中鱼际取，
癸酉太溪太白原，乙亥中封内踝比，
丁丑时合少海心，己卯间使包络止。

七、庚日辰时商阳居，壬午膀胱通谷之，
甲申临泣为输木，合谷金原返本归，
丙戌小肠阳谷火，戊子时居三里宜，
庚寅气纳三焦合，天井之中不用疑。

八、辛日卯时少商本，癸巳然谷何须忖，
乙未太冲原太渊，乙酉心经灵道引，
己亥脾合阴陵泉，辛丑曲泽包络准。

九、壬日寅时起至阴，甲辰胆脉侠溪荥，
丙午小肠后溪输，返求京骨本原寻，
三焦寄有阳池穴，返本还原似嫡亲，
戊申时注解溪胃，大肠庚戌曲池真，
壬子气纳三焦寄，井穴关冲一片金，
关冲属金壬属水，子母相生恩义深。

十、癸日亥时井涌泉，乙丑行间穴必然，
丁卯输穴神门是，本寻肾水太溪原，
包络大陵原并过，己巳商丘内踝边，
辛未肺经合尺泽，癸酉中冲包络连，
子午截时安定穴，留传后学莫忘言。

第六节 本日和值日

在子午流注纳甲法配穴过程中，必需弄清本日和值日的概念以及其间的区别。子午流注纳甲法的取穴原则是：阳日阳时开阳经腧穴；阴日阴时开阴经腧穴。这里所指的“阳日”和“阴日”全指“值日”而言。上述（第五节）“徐氏子午流注逐日按时定穴歌”中所述的日干也全指“值日”而言。什么叫“本日”呢？每天从子时至亥时（周期为12个时辰）就是日干的“本日”，也叫自然日，由于在习惯上一直沿用，所以容易理解。什么叫“值日”呢？“值日”是以每天开井穴的时辰为分界线的。从今天开井穴的时辰（包括这个时辰）往后数至亥时，这段时间是今天值日流注的时辰；从今天开井穴的时辰（不包括这个时辰）往前数至子时，这个时间是昨天值日流注的时辰。需要说明的是，癸日的癸丑时至壬戌时，连续十个时辰闭穴，不属于任何经脉的值日范围。因此，每个“值日”的周期是11个时辰，即每个经脉的值日流注各持续11个时辰，例如：甲日（阳日）甲戌时（阳时）开胆经（阳经）的井穴；丙子时（阳时）开小肠经（阳经）荥穴。丙子时所在的“本日”虽为乙（阴日），但“值日”为甲，故仍为阳日。各经值日的起止时间见表二十八。

表二十八 各经值日的起止时间

值日经脉	起始时间	终止时间	日干阴阳
甲胆	甲日（本日）甲戌时	乙日（本日）甲申时	阳日
乙肝	乙日（本日）乙酉时	丙日（本日）乙未时	阴日
丙小肠	丙日（本日）丙申时	丁日（本日）丙午时	阳日
丁心	丁日（本日）丁未时	戊日（本日）丁巳时	阴日
戊胃	戊日是（本日）戊午时	己日（本日）戊辰时	阳日
己脾	己日（本日）己巳时	庚日（本日）己卯时	阴日
庚大肠	庚日（本日）庚辰时	辛日（本日）庚寅时	阳日
辛肺	辛日（本日）辛卯时	壬日（本日）辛丑时	阴日
壬膀胱	壬日（本日）壬寅时	癸日（本日）壬子时	阳日
癸肾	癸日（本日）癸亥时	甲日（本日）癸酉时	阴日

第七节　指掌推算法

子午流注纳甲法在临床应用时，要求推算时的迅速，从而相应地出现了一些简捷的应用方法。除上述“徐氏子午流注逐日按时定穴歌”外，较为实用者还有指掌推算法，现简介如下：

一、干支在指掌上的定位：十天干在指掌上的定位和运算方向已如上述（见本篇第二章第三节）。十二地支在指掌上的定位如图二，按顺时针方向运算。

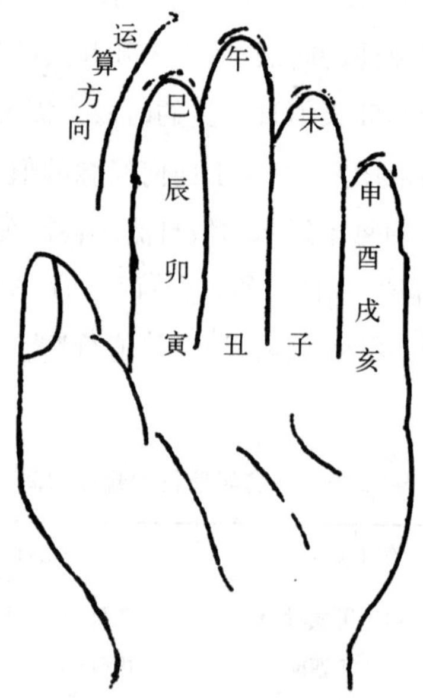

图二　十二地支在指掌上的定位

二、十日干开值日经井穴的时干支定位

干支在指掌上的定位已如上述。天干如果代表值日日干的话，那么在指掌上与其相配合的地支就是该日（值日）第一个开穴（井穴）的时辰，即甲戌、乙酉、丙申、丁未、己巳、庚辰、辛卯、壬寅、癸亥等十个时干支（如图三），这是天干按逆时针方向运行与地支按顺时针方向运行，干支相遇后所组合的。

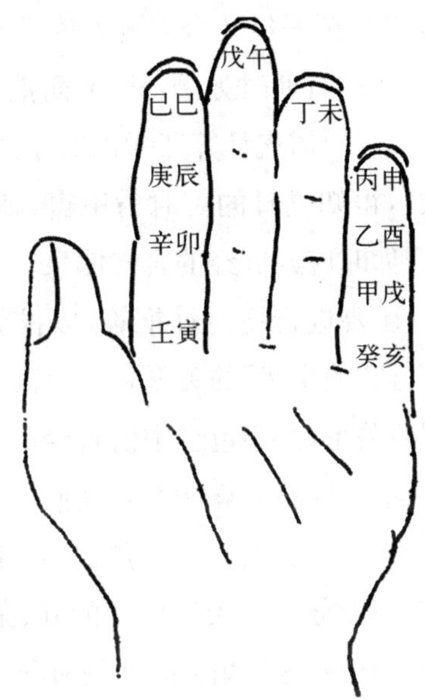

图三　指掌法的井穴定位

三、推算法

可按如下三个步骤进行推算，这三个步骤可概括为"逆、顺、逆"三个字。

(1) 首先，进行逆时针方向推算，以判定这个时辰属哪一经值日流注的范围，这需要根据每个值日经流注时辰的分界线来判定。上述指掌图上的干支(图三)就是这个分界线，也就是每个值日经第一个开穴(开井穴)的时间。例如，求戊日卯时开何穴？则以指掌上甲戌的定位为甲日，逆时针方向数至戊日，这个位置的干支组合为戊午时，表示戊胃值日是从戊午时开始，而卯时在戊午时之前，所以戊日卯时应属昨天(前一天)丁心值日的范围。

(2) 其次，进行顺时针方向(地支方向)推算，以判定这个时辰是否为开穴？如系开穴，还应判定应开五输穴中的哪个穴位？判定标准是：阳经值日的阳时和阴经值日的阴时均属开穴。如判定为开穴，就需列出值日流注期间的全部开穴时间，以后即可判定出各开穴时间应分别开五输穴中的哪个穴位。仍举上述求戊日卯时的开穴为例：因卯时属丁心的值日范围，所以必须以丁心值日开井穴的时辰(即指掌图上的丁未时)为起点，按顺时针方向隔时开穴(因丁心为阴日阴经，均应在阴时开穴)，即可推算出开穴的时辰为未、酉、亥、丑、卯、巳，分别开井、荥、输、经、合、纳各穴。所以戊日卯时为开穴，且知道开五输穴中的合穴。但是，应开哪一经的合穴呢？时干所代表的经脉就是五输穴所归属的经脉。仍以上述戊日卯时为例：从上面推算中已知戊日卯时开合穴，但它属于哪一经的合穴呢？需先计算卯时的时干。按《八法五虎建元日时歌》中："戊癸甲寅定时候"，得知戊日的寅时为甲寅，则卯时应为乙卯，即卯时的时干为乙，乙属肝，所以卯时应开肝经的合穴曲泉。

（3）最后，如逢纳穴，还要进行逆时针推算，以推算所纳的具体穴位。如前所述，阳经值日时，纳穴按"他生我"的关系，开三焦经中值日经的母穴；阴经值日时，纳穴按"我生他"的关系，开心包经中值日经的子穴。上面已经推算出纳穴在指掌上的定位，则进一步的推算法是：当阳经值日时，应开三焦经穴位，以指掌上的子时定位为起点，按焦$_1$、焦$_0$、焦$_2$、焦$_3$、焦$_4$、焦$_5$的顺序（子时定位为焦$_1$，焦$_1$、焦$_2$、焦$_3$、焦$_4$、焦$_5$分别代表三焦经的井、荥、输、经、合各穴，焦$_0$无穴），隔位沿逆时针方向数，与纳穴定位相合时即是所开穴位。当阴经值日时，应开心包经穴位，以指掌上的亥时定位为起点，按包$_0$、包$_1$、包$_2$、包$_3$、包$_4$、包$_5$的顺序（亥时定位为包$_1$，包$_1$、包$_2$、包$_3$、包$_4$、包$_5$分别代表心包经的井、荥、输、经、合各穴，包$_0$无穴），隔位沿逆时针方向数，与纳穴定位相合时即是所开穴位，参见图四和图五。例如，庚日卯时应开纳穴，因己土为阴日，其纳穴应为心包经。从亥时隔

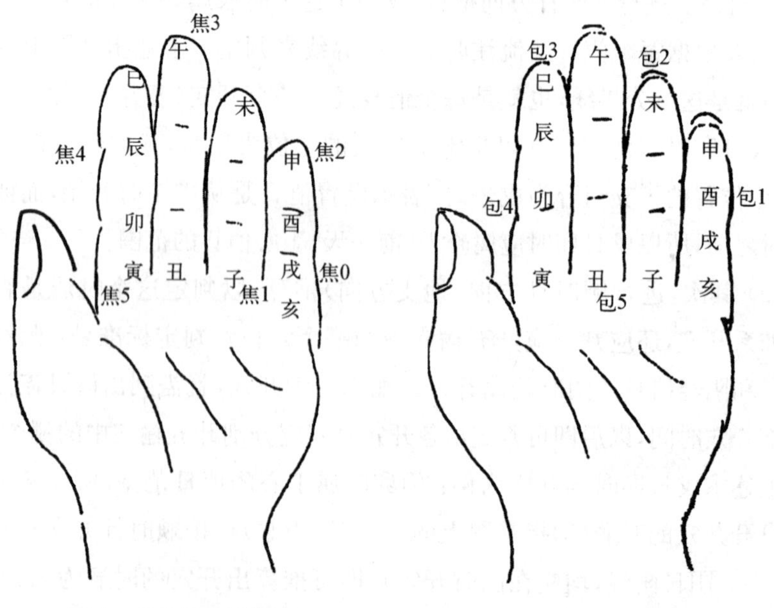

图四　阳日纳穴推算法　　　　图五　阴日纳穴推算法

位沿逆时针方向数，与纳穴定位相合时恰为包$_4$，故知开心包经的井穴间使。

以上所述，是指掌推算法的三个基本步骤。在推算过程中，尚需注意"合日互用"与"逢俞过原"等两个问题：

(1) 合日互用：如逢阳经值日的阴时，或阴经值日的阳时，均不能开穴，则应"合日互用"，推算法同前(见本章第四节)。有时按合日互用法也不能开穴(如丁日巳时等)，就无穴可开了。

(2) 逢俞过原：如开穴为输穴，则同时过值日经的原穴，叫做"返本还原。"如不是开穴，可按上述"合日互用"法开穴，但在合日互用后遇输穴，则不能过原。

【附】 单氏指掌推算法

上面介绍的是子午流注纳甲法的指掌推算法。为了不致和其它指掌推算法相混淆，这里顺便介绍一下单氏指掌推算法。单玉堂氏于1960年提出子午流注纳甲法的"一、四、二、五、三、纳"规律，后来有人提出以该规律为基础的指掌推算法，所以单氏指掌推算法应全称为单氏"一、四、二、五、三、纳"开穴指掌推算法。本推算法所求得的开穴与《徐氏子午流注逐日按时定穴歌》中的开穴不完全一致。本法推算时，所有时辰都是开穴，不必再按合日互用法推算。就是《徐氏子午流注逐日按时定穴歌》中的十二个闭穴时辰也有穴可开：例如甲寅时开侠溪，甲午时开临泣，丙辰时开后溪，庚午时开阳溪，壬辰时开昆仑，壬申时开委中，乙巳时开太冲，己未时开商丘，辛巳时开经渠，辛酉时开尺泽，癸卯时开然谷，癸未时开太溪等。

本法作为单氏一家的开穴方案可以在临床应用，也可应用其指掌推算法，但它不是传统的子午流注纳甲法标准的开穴方案，也不是子午流注纳甲法的简便推算法，更不能代替子午流注纳甲法的指掌推算法。下面具体介绍一下单氏指掌法的推算方法。

按本篇第二章所述的日时干支推算法算出当日的时干支后，即可以时干支为基础进行推算：首先，找出当日所临时干与时支在指掌图上的两个定位点，然后从时支定位点开始，朝顺时针方向数，奇数为开穴，偶数不是开穴(即隔位向顺时针方向数)，数至当日所临时干定位数(必是奇数)，则是开穴的经脉属性，其开穴的所属经脉就是该时天干所代表的经脉。但应具体开这个经脉的哪个五输穴呢？则应从时干定位开始，朝逆时针方向数，奇数为开穴，偶数不是开穴，数至时支定位点即是开穴的五腧穴属性。在这样推算中，第一个开穴（即时干定位点）代号为“1”，其次各开穴的代号依次为“4、2、5、3、纳”分别代表“井、经、荥、合、俞、纳”各穴。因而，根据数至时支定位点的代号，即可定出这个时辰开五输穴中的哪一穴。如遇纳穴，其指算法同前（见 106 页）。

第八节　六十六穴的主治

按时配穴法虽然是按时间选取穴位供针灸治疗的一种配穴方法，但不能把它理解为是一种机械的配穴法，它同样也很强调辩证用穴：或在按时取穴同时按病情配合以辩证取穴，或选择流注经穴与病情相适应的时间进行定时治疗等。因此，熟悉六十六穴（即十二经五输穴）的主治功用是十分必要的。《难经》六十八难提出五输穴的主治为：“井主心下满，荥主身热，输主体重节痛，经主喘嗽寒热，合主逆气而泄。”这是指十二经五输穴主治的共性和总纲，《针灸聚英》在此基础上，设专篇（《脏腑井荥输经合主治》）扩展为各脏腑五输穴的主治，同时还强调原穴的功用，在各脏腑病症中，都列有“总刺”原穴。《脏腑井荥俞经合主治》一文较长，现以表解形式将原文内容归纳如表二十九。《子午流注针经》卷下载有《流注经络井荥歌诀》，结合子午流注纳甲法的特点，列出十二经五输穴每个穴位的具体主治功用，我们认为有一定的实用价值。现将《流注经络井荥歌诀》附后，为熟记六十六穴的主治，更便于背诵和记忆。

表二十九　脏腑五输穴主治（据《针灸聚英》整理）

脏腑病症	基本脉证	针治总刺（刺原）	临床表现及针刺治则				
			心下满（刺井）	身热（刺荥）	体重节痛（刺俞）	喘咳寒热（刺经）	逆气而泄（刺合）
胆病	脉弦、善洁、面青、善怒	丘墟	窍阴	侠溪	临泣	阳辅	阳陵泉
肝病	脉弦、淋溲、便难、转筋、四肢满闭、脐左有动气		大敦	行间	太冲	中封	曲泉
小肠病	脉浮洪、面赤、口干、喜笑	腕骨	少泽	前谷	后溪	阳谷	小海
心病	脉浮洪、烦心、心痛、掌中热而啘，脐上有动气		少冲	少府	神门	灵道	少海

（续表）

脏腑病症	基本脉证	针治总刺（刺原）	临床表现及针刺治则				
			心下满（刺井）	身热（刺荥）	体重节痛（刺俞）	喘咳寒热（刺经）	逆气而泄（刺合）
胃病	脉浮缓、面黄、善噫、善思、善沫	冲阳	厉兑	内庭	陷谷	解溪	足三里
脾病	脉浮缓、腹胀满食不消、体重节痛、怠惰嗜卧、四肢不收、当脐有动气，按之牢若痛		隐白	大都	太白	商丘	阴陵泉
大肠病	脉浮、面白、善嚏、悲愁、不乐欲哭	合谷	商阳	二间	三间	阳溪	曲池
肺病	脉浮、喘咳、洒淅寒热、脐右有动气、按之牢痛		少商	鱼际	太渊	经渠	尺泽
膀胱病	脉沉迟、面黑、善恐欠	京骨	至阴	通谷	束骨	昆仑	委中
肾病	脉沉迟、逆气、小腹急痛、泄如下重、足胫寒而逆、脐下有动气、按之牢若痛		涌泉	然谷	太溪	复溜	阴谷

流注经络井荥歌诀（出《子午流注针经》卷下，摘录并略有修改）

一、甲胆经值日用穴（窍阴、前谷、陷谷、丘墟、阳溪、委中）：

窍阴为井胆中行，胁痛烦热又头痛，
喉痹舌干并臂痛，一针难步却须行。
前谷为荥属小肠，喉痹颔肿嗌咽干，
颈项臂痛汗不出，目生翳膜并除康。
陷谷胃输节后边，腹痛肠鸣痎疟缠，
面目浮肿汗不出，三分针入得复痊。
丘墟为胆是为原，胸胁满痛疟安缠，
腋肿髀枢腿酸痛，目生翳膜并除痊。
阳溪为经表腕边，癫狂喜笑鬼神言，
心烦目赤头风痛，热病心惊针下痊。
委中合穴腘纹中，腰脊沉沉溺失频，
髀枢痛及膝难屈，取其经血使能平。

二、乙肝经值日用穴（大敦、少府、太白、经渠、阴谷）：

大敦为井注肝家，心疼腹胀阴汗多，
中热尸厥如死状，血崩脐痛用针加。

少府心荥本节中，少气悲忧虚在心，
心痛狂癫实谵语，寒热胸中便下针。
太白脾输骨下分，身热腹胀血便脓，
吐逆霍乱胸中痛，下针一刺得安宁。
经渠肺经热在胸，掌后寸口脉陷中，
热病喘疼心吐逆，禁灸神针有大功。
阴谷肾合膝后分，脚痛难移好用针，
小腹急痛并漏下，小便黄赤建时寻。

三、丙小肠经值日用穴（少泽、内庭、三间、腕骨、昆仑、阳陵泉）：

少泽元本手太阳，井注喉痹舌生疮，
臂痛咳嗽连项急，目生翳膜一针康。
内庭胃荥本陷中，四肢厥逆满腹疼，
口㖞牙痛依穴用，使下神针便去根。
三间为输本节后，喉痹咽哽齿龋痛，
胸满肠鸣洞泄频，唇焦气喘针时定。
腕骨为原手踝中，热病相连汗出频，
目中泪出兼生翳，偏枯臂举只神针。
昆仑为经外后跟，腰疼脚重更难行，
头疼吐逆并腹胀，小儿痫搐一齐针。
阳陵泉穴胆合间，腰伸不举臂风痛，
半身不遂依针刺，膝劳冷痹下针安。

四、丁心经值日用穴（少冲、大都、太渊、复溜、曲泉）：

少冲为井是心家，热病烦满上气多，
虚则悲惊实喜笑，手挛臂痛用针加。
大都脾荥本节中，热病相连是逆行，
腹满烦闷并吐逆，神针一刺即时宁。
太渊肺输掌后寻，呕吐咳嗽腹膨膨，
眼目赤筋白翳膜，心疼气上一般针。
复溜肾经鱼肚中，面目䀮䀮喜怒停，

腹内雷鸣并胀满，四肢肿痛刺时灵。

曲泉肝合跗骨中，女人血瘕腹肿疼，

身热喘中气劳病，足疼泄利又便脓。

五、戊胃经值日用穴(厉兑、二间、束骨、冲阳、阳辅、小海)：

厉兑为井主胃家，尸厥口噤腹肠滑，

汗病不出如疟状，齿痛喉痹针刺佳。

二间庚荥本节中，喉痹鼻衄在心惊，

肩背疼时依此用，下针牙痛更无根。

束骨壬输本节中，耳聋项急本穴寻，

恶风目眩并背痛，针之必定有神功。

冲阳为原动脉中，偏风口眼注牙痛，

寒热往来如疟状，建时取效有同神。

阳辅胆经四寸间，筋挛骨痛足肿寒，

风痹不仁依此用，神针一刺不须难。

小海为合肘上中，寒热风肿须头疼，

四肢无力难举步，建时针刺有神灵。

六、己脾经值日用穴(隐白、鱼际、太溪、中封、少海)：

隐白为井足太阴，腹胀喘满吐交横，

鼻衄滑肠食不化，月经不止血山崩。

鱼际为荥热汗风，咳嗽头痛痹主胸，

目眩少气咽干燥，呕吐同针有大功。

太溪肾输内踝下，足厥心疼呕吐涎，

咳嗽上气并脉短，神针到后病伏潜。

中封为经内踝前，振寒痎疟色苍苍，

脐腹痛时兼足冷，寒疝相缠针下康。

少海心合曲节间，齿疼呕逆满胸心，

头项痛时涕与笑，用针一刺管惊人。

七、庚大肠经值日用穴(商阳、通谷、临泣、合谷、阳谷、足三里)：

商阳为井大肠中，次指指上气注胸，

喘逆热病并牙痛，耳聋寒热目赤红。
通谷为荥本节游，头重鼻衄项筋收，
目视䀮䀮胸胀满，食饮不化即时休。
临泣胆前节后连，中满缺盆肿项咽，
月事不调依此用，气噎如疟当时安。
合谷为原歧骨中，痹痿漏下热生风，
目视不明并齿痛，牙关口噤一针功。
阳谷为经侧腕中，癫疾狂走妄言惊，
热病过时汗不出，耳聋齿痛目眩针。
三里胃合膝下分，诸般疾病一般针，
须去日上加时下，方知世上有名人。

八、辛肺经值日用穴（少商、然谷、太冲、灵道、阴陵泉）：

少商肺井注心中，寒热咳逆喘胀冲，
饮食不下咽喉痛，三棱针刺血为功。
然谷肾荥内踝寻，喘呼少气足难行，
小儿脐风并口噤，神针并灸得安宁。
太冲肝输本节后，腰引少腹小便脓，
淋沥足寒并呕血，漏下女子本中疼。
灵道为经掌后真，心痛肘挛悲恐惊，
暴喑即使难言语，建时到后即宜针。
阴陵泉穴脾之合，腹坚喘逆身难卧，
霍乱疝瘕及腰疼，小便不利针时过。

九、壬膀胱经值日用穴（至阴、侠溪、后溪、京骨、解溪、曲池）：

至阴为井是膀胱，目生翳膜头风狂，
胸胁痛时依法用，小便不利热中伤。
侠溪胆荥小节中，胸胁胀满足难行，
寒热目赤颈项痛，耳聋一刺便闻声。
后溪为输节陷中，寒热气疟目生筋，
耳聋鼻衄并喉痹，肘臂筋挛同用针。

京骨为原肉际间，谵酸膝痛屈伸难，
目眦内赤头颈强，寒疟腰疼针下安。
解溪穴是胃之经，腹胀谵肿脚转筋，
头痛霍乱面浮肿，大便下重也同针。
曲池为合肘外陷，半身不遂语难言，
肘臂痛急伸无力，喉痹针下也痊然。

十、癸肾经值日用穴（涌泉、行间、神门、商丘、尺泽）：

涌泉为井肾中寻，大便秘结与心疼，
身热喘时同日刺，足寒逆冷也安平。
行间肝荥大指间，咳逆呕血更咽干，
腰痛心疼如死状，溺难寒疝下针安。
神门心输掌后寻，恶寒心疼不食中，
身热呕吐多痫病，下针得刺有神功。
商丘脾经踝下寻，腹胀肠鸣痛作声，
身寒逆气并绝子，血气轮流此处存。
尺泽肺合在肘中，手挛风痹气冲胸，
咳嗽口舌干喉痛，五子远建法中寻。

十一、三焦经五输穴（关冲、液门、中渚、阳池、支沟、天井）：

三焦之井号关冲，目生翳膜注头痛，
臂肘痛攻不能举，喉痹针刺取其灵。
液门为荥次陷中，惊悸痫热共头痛，
目赤齿血出不定，三棱针刺即时灵。
中渚为输节后寻，热病头疼耳不闻，
目生翳膜咽喉痛，针入三分时下明。
阳池为原腕表中，寒热如疟积心胸，
臂痛身沉难举步，一针当面有神功。
支沟为经腕后真，热病臂肘肿兼疼，
霍乱吐时并口噤，下针得气便惺惺①。

① 惺惺：原作“醒醒”，据文义改。

天井为合肘外寻，风痹筋挛及骨疼，
咳嗽不食并惊悸，心胸气上即时针。

十二、心包经五输穴（中冲、劳宫、大陵、间使、曲泽）：

中冲为井厥阴心，掌中烦热及头疼，
热病烦闷汗不出，舌强针时得自平。
劳宫心荥手掌中，中气挛痹口中腥，
狂笑癫疾同日用，气粗喘逆也须宁。
大陵心输腕后寻，喜笑悲哀气上冲，
目赤小便如赤色，狂言头痛建时中。
间使心经掌后间，心痛呕逆恶风寒，
热时咽痛并惊悸，神针如忤也须安。
曲泽为合肘里存，心疼烦闷口干频，
肘臂筋挛多呕血，呼吸阴阳去病根。

第四章　子午流注“养子时刻注穴”法

第一节　源　　流

目前通用的子午流注配穴法，分为纳甲法和纳子法两种。天津中医学院通过研究和考证，又发掘出另一种子午流注配穴法——“养子时刻注穴”法。养子时刻注穴法也叫一时五穴法或一日取六十六穴之法。据他们考证认为，养子时刻注穴法也是源于《内经》，成熟于金代，至明代还很流行，但到明代以后，该法就失传了。在窦汉卿的《标幽赋》、何若愚的《流注指微赋》以及高武的《针灸聚英》中，对该法均有较具体的记述。例如《标幽赋》载：“一日取六十六穴之法，方见幽微，一时取一十二经之原，始知要妙。”《流注指微赋》载：“男女气脉行分时合度，养子时刻注穴须依。”阎明广对后一句的注解为：“养子时刻注穴者，谓逐时干旺气注脏腑井荥之法也。每一时辰，相生养子五度，各注井荥输经合五穴。昼夜十二时，气血行过六十腧穴也。每一穴血气分得一刻六十分六厘六毫六丝六忽六秒，此是一穴之数也。六十穴共成百刻，要求日下井荥，用五子建元日时取之。设令甲日甲戌时，胆统气，初出窍阴穴为井木，流至小肠为荥火，气过前谷穴，至胃为输土，气过陷谷穴又并过本原丘墟穴。但是六腑各有一原穴，则不系属井荥相生之法，即是阴阳二气出入门户也。行之大肠为经金，气过阳溪，所入膀胱为合水，气入委中穴而终。此是甲戌时木火土金水相生五度一时辰流注五穴毕也。他皆仿也。"阎氏在这段注解中，具体地说明了该法的开穴理论和方法，并以甲日（阳日）甲戌时（阳时）为例，具体地推算了在一个时辰中所开胆、小肠、胃、大肠和膀胱等各阳经的五输穴。但根据"阳井金、阴井木"的属性，应分别开这些阳经的井金、荥水、输木、经火和合土，而不应该是文中所列的井木、荥火、输土、经金和合水，似在校正的必要；但若理解为开胆木之井、小肠火之荥、胃土之输、大肠金之经、膀胱水之合的话，于理虽通，但在行文上也有些牵强。高武著有《六十六穴阴阳二经相合相生养子流注歌》载入《针灸聚英》卷四（将该歌诀的摘录附后，供参照），以歌诀体例记述了养子时刻注穴法的具体开穴、每个开穴的主治以及相合规则等，是研究养子时刻流注穴法的一篇宝贵文献资料。

第二节　开穴原则和方法

养子时刻注穴法的开穴原则和方法归纳为如下几点：(1) 用穴也是十二经的五输穴，计 66 穴，并以气血环流为理论基础，但环流周期为 12 个时辰。66 穴中，6 个原穴为过经之所，不单独占开穴时间，所以每隔 24 分钟开一个穴（24 小时÷60 穴＝24 分钟）。开穴原则也是"阳时开阳经穴，阴时开阴经穴"；(2) 每天的时间以时干作标示，以时干所代表的经脉为值时经，例如诸甲时为胆经值时等，每个时辰首先开值时经的井穴，以后按"养子"关系，即"经生经、穴生穴"的顺序依次开穴。例如甲时，首先开值时经（胆经）的井穴窍阴，其次开小肠经（胆木生小肠火）的荥穴（阳井金生阳荥水）前谷……以下类推。本开穴法中无闭穴；(3) 每日输穴开穴时间，同时并过值时经的原穴（原穴共 6 个，阴经无原穴，也不以输穴代）；(4) 相合规则是指时的相合，即甲与己合、乙与庚合、丙与辛合……。例如甲时与己时相合，所以在甲时内也可以分别开己时的隐白、鱼际、太溪、中封、少海等穴作为配穴；(5) 纳穴法是指，凡遇次日阳干重见时，纳三焦经五输穴；凡遇次日阴干重见时，纳包络经五输穴。如次日中有两个阳干或阴干重见，则以前一个为准。

现根据《针灸聚英》所载："六十六穴阴阳二经相合相生养子流注歌"，将子午流注"养子时刻注穴法"表解如表三十。

表三十　子午流注"养子时刻注穴"法(据《针灸聚英》"六十六穴阴阳二经相合相生养子流注歌"整理)

值时经	时干	开输穴(开穴时间)	井 0′～24′	荥 24′～48′	输(过原) 48′～72′	经 72′～96′	合 96′～120′
胆	诸日甲时 甲子、甲寅 甲辰、甲午 甲申、甲戌	开穴	窍阴(胆)	前谷(小肠)	陷谷(胃) 丘墟(胆)	阳溪(大肠)	委中(膀胱)
		合穴	隐白(脾)	鱼际(肺)	太溪(肾)	中封(肝)	少海(心)
肝	诸日乙时 乙丑、乙卯 乙巳、乙未 乙酉、乙亥	开穴	大敦(肝)	少府(心)	太白(脾)	经渠(肺)	阴谷(肾)
		合穴	商阳(大肠)	通谷(膀胱)	临泣(胆) 合谷(大肠)	阳谷(小肠)	三里(胃)
肠	诸日丙时 丙寅、丙辰 丙午、丙申 丙戌、丙子	开穴	少泽(小肠)	内庭(胃)	三间(大肠) 腕骨(小肠)	昆仑(膀胱)	阳陵泉(胆)
		合穴	少商(肺)	然谷(肾)	太冲(肝)	灵道(心)	阴陵泉(脾)
心	诸日丁时 丁卯、丁巳 丁未、丁酉 丁亥、丁丑	开穴	少冲(心)	大都(脾)	太渊(肺)	复溜(肾)	曲泉(肝)
		合穴	至阴(膀胱)	侠溪(胆)	后溪(小肠) 京骨(膀胱)	解溪(胃)	曲池(大肠)
胃	诸日戊时 戊辰、戊午 戊申、戊戌 戊子、戊寅	开穴	厉兑(胃)	二间(大肠)	束骨(膀胱) 冲阳(胃)	阳辅(胆)	小海(小肠)
		合穴	涌泉(肾)	行间(肝)	神门(心)	商丘(脾)	尺泽(肺)
脾	诸日己时 己巳、己未 己酉、乙亥 己丑、己卯	开穴	隐白(脾)	鱼际(肺)	太溪(肾)	中封(肝)	少海(心)
		合穴	窍阴(胆)	前谷(小肠)	陷谷(胃) 丘墟(胆)	阳溪(大肠)	委中(膀胱)
大肠	诸日庚时 庚午、庚申 庚戌、庚子 庚寅、庚辰	开穴	商阳(大肠)	通谷(膀胱)	临泣(胆) 合谷(大肠)	阳谷(小肠)	三里(胃)
		合穴	大敦(肝)	少府(心)	太白(脾)	经渠(肺)	阴谷(肾)

（续表）

值时经 \ 时干 \ 开输穴（开穴时间）			井 0′～24′	荥 24′～48′	输（过原） 48′～72′	经 72′～96′	合 96′～120′
肺	诸日辛时 辛未、辛酉 辛亥、辛丑 辛卯、辛巳	开穴	少商（肺）	然骨（肾）	太冲（肝）	灵道（心）	阴陵泉（脾）
		合穴	少泽（小肠）	内庭（胃）	三间（大肠） 腕骨（小肠）	昆仑（膀胱）	阳陵泉（胆）
膀胱	诸日壬时 壬申、壬戌 壬子、壬寅 壬辰、壬午	开穴	至阴（膀胱）	侠溪（胆）	后溪（小肠） 京骨（膀胱）	解溪（胃）	曲池（大肠）
		合穴	少冲（心）	大都（脾）	太渊（肺）	复溜（肾）	曲泉（肝）
肾	诸日癸时 癸酉、癸亥 癸丑、癸卯 癸巳、癸未	开穴	涌泉（肾）	行间（肝）	神门（心）	商丘（脾）	尺泽（肺）
		合穴	厉兑（胃）	二间（大肠）	束骨（膀胱） 冲阳（胃）	阳辅 （胆）	小海（小肠）
三焦（阳时纳穴）	乙日甲申时 丁日丙午时 己日戊辰时 辛日庚寅时 癸日壬子时	开穴	关冲（三焦）	液门（三焦）	中渚（三焦） 阳池（三焦）	支沟（三焦）	天井（三焦）
心包络（阴时纳穴）	甲日癸酉时 丙日乙未时 戊日丁巳时 庚日己卯时 壬日辛丑时	开穴	中冲（心包）	劳宫（心包）	大陵（心包）	间使（心包）	曲泽（心包）

【附】 六十六穴阴阳二经相合相生子流注歌

（出《针灸聚英》摘录）

甲时窍阴前陷谷，丘墟阳溪委中续，
己合隐白鱼际连，太溪中封少海属……
乙时大敦少府始，太白经渠阴谷止，
庚合商阳与通谷，临泣合阳谷三里……
丙时少泽内庭三，腕骨昆仑阳陵泉，
辛合少商然谷穴，太冲灵道阴陵泉……
丁时少冲大都先，太渊复溜并曲泉，
壬合至阴夹后溪，京骨解溪曲池边……
戊时厉兑二束骨，冲阳阳辅小海入，

癸合涌泉行间滨，神门商丘兼尺泽……

己合甲……庚合乙……辛合丙……壬合丁……

癸合戊……

每遇阳干合，刺三焦；阴干合，刺心包络。

阳干关冲液门静，中渚阳池支沟并。

阴干中冲劳宫前，大陵间使曲泽并……

第五章 子午流注纳子法

子午流注纳子法的推算，是以十二个时辰的地支属性与十二经相配属的关系为基础的，具体运用时有如下两种方法。

第一节 子母补泻取穴法

本取穴法强调配穴时的辩证原则：实证时，在气血流注至该经的时间，取病经的子穴进行针灸；虚证时，在气血流过病经的时间，取病经的母穴进行针灸；不虚不实证或补泻时间已迅时，取病经的本穴或原穴进行针灸。

子母补泻取穴法也可以看作是迎随补泻在应用上的扩展。《内经》中有关迎随补泻的记载较多，如《灵枢·小针解》篇载："迎而夺之者，泻也。追而济之者，补也。"《灵枢·寒热病》篇载："刺虚者，刺其去也。刺实者，刺其来也。"迎随补泻原指针刺的方向：迎着经脉来的方向针刺，可以夺其邪气，叫做泻法；顺着经脉的方向针刺，可以充实其正气，叫做补法。在按时配穴法中，则把迎随补泻的概念扩展为针刺的时间。也就是：在气血流注至该经的时间针刺该经的子穴，可起到泻的作用，也可以叫迎而夺之；在气血流过该经的时间针刺该经的母穴，可起到补的作用，也可以叫随而补之。《针灸大成》卷五的十二经病井荥俞经合补虚泻实篇载有十二经子母补泻的具体配穴方法，举肺经为例："手太阴肺经……补（虚则补之），用卯时（随而济之），太渊、为俞土，土生金，为母。经曰：虚则补其母。泻（盛则泻之），用寅时（迎而夺之），尺泽，为合水，金生水，为子，实则泻其子。"各经的母穴、子穴和本穴见表三十一。为了应用上的方便，也可背诵"十二经子母补泻歌"：

十二经子母补泻歌

肺泻尺泽补太渊，大肠二间曲池前，
胃泻厉兑解溪补，脾在商丘大都边，
心先神门少冲后，小肠小海后溪连，
膀胱束骨至阴补，肾泻涌泉复溜填。
包络大陵中冲补，三焦天井中渚痊，
胆泻阳辅补侠溪，肝泻行间补曲泉。

表三十一　十二经子母补泻取穴表

经脉	五行	流注时辰	相生关系	补法		泻法		本　穴
				母穴	时辰	子穴	时辰	
肺	辛金	寅	土生金	太渊（输土）	卯	尺泽（合水）	寅	经渠（经金）
大肠	庚金	卯	金生水	曲池（合土）	辰	二间（荥水）	卯	商阳（井金）
胃	戊土	辰	火生土	解溪（经火）	巳	厉兑（井金）	辰	三里（合土）
脾	己土	巳	土生金	大都（荥水）	午	商丘（经金）	巳	太白（输土）
心	丁火	午	木生火	少冲（井木）	未	神门（输土）	午	少府（荥水）
小肠	丙火	未	火生土	后溪（输木）	申	小海（合土）	未	阳谷（经火）
膀胱	壬水	申	金生水	至阴（井金）	酉	束骨（输木）	申	通谷（荥水）
肾	癸水	酉	水生木	复溜（经金）	戌	涌泉（井木）	酉	阴谷（合水）
包络	丁火	戌	木生火	中冲（井木）	亥	大陵（输土）	戌	劳宫（荥火）
三焦	丙火	亥	火生土	中渚（输木）	子	天井（合土）	亥	支沟（经火）
胆	甲木	子	水生木	侠溪（荥水）	丑	阳辅（经火）	子	临泣（输木）
肝	乙木	丑	木生火	曲泉（合水）	寅	行间（荥水）	丑	大敦（井木）

第二节　按时循经取穴法

本取穴法是按十二经纳地支的关系，在气血流注至病经的时辰，取该经腧穴进行治疗（取该经的本穴、原穴或其它穴均可）。应用治疗的这个时辰，其前半时经气旺盛，针刺时能起到泻的作用（迎而泻之），可用以治疗实证；后半时经气衰减，针刺时能起到补的作用（随而补之），可用以治疗虚证。

在子午流注纳子法中，除上述子母补泻取穴法和按时循经取穴法外，还有一些其它的方法，其中也有是近年来提出的方法，例如子母经补泻法、表里经取穴法、值日经取穴法等。也有人突破五输穴的范围，将用穴扩展至背俞、腹募、郄穴和络穴等方面。因此，子午流注纳子法的内容也是很丰富的。

第六章　灵龟八法

第一节　源　　流

灵龟八法是根据九宫数按时间取奇经八穴的一种配穴方法。下面从三个方面讨论一下它的源流：

一、奇经八穴在配穴方面的应用

应用奇经八穴进行配穴的方法叫做“流注八法”，出自窦汉卿的《针经指南》（1232 年），文中论述了奇经八穴的定位、互相配穴关系和主治病证。后来在《普济方》（1406 年）第 410 卷中曾有转载，题为“窦太师针灸法流注八穴”，其它医籍中也有转载。徐凤在此基础上重新整理，修改充实了适应证范围，又在主穴基础上增添应穴，发展为“主应配穴法”，并以“窦文真公八法流注”的篇名载入《针灸大全》。高武除将“窦氏八穴”收集在他的《针灸聚英》（1529 年）中外，又将八穴的主治病证加以归纳简化，以“西江月”的词牌另写成一篇“八法八穴歌”，同时载入《针灸聚英》。《针灸大成》（1601 年）在卷五中设一专篇，题为“八脉图并治症穴”，篇中不仅选辑了上述徐凤、高武等人著作的内容，还补充了“杨氏”的经验。“杨氏”可能是指《卫生针灸玄机秘要》一书的内容。综上所述，可见“流注八法”是应用奇经八穴进行配穴的一种方法，而且应用较早，但在当时还未包括有按时配穴的内容。

二、九宫图和八穴与时间干支相结合概念的出现

九宫图学说的形成很早，在《内经》中就有专篇论述（如《灵枢》九宫八风篇等），它是从人与自然密切相应的观念出发，根据天体运行规律，推测四时风向，推知八方气候变化及其对人体影响的一种学说。在窦汉卿所著的《针经指南》（1232 年）中，有“冬至叶蛰宫图”一幅（图六），提出了九宫与时间干支相结合的学术思想，虽然指的是禁忌针灸的时间，但和灵龟八法的内容已稍有接近。在王国瑞所著《扁鹊神应针灸玉龙经》（1329 年）一书中的“人神尻神歌诀”和“太乙日游九宫血忌诀”等篇则是窦汉卿“冬至叶蛰宫图”等《洛书》学术思想的继承和发展。“冬至叶蛰宫图”有可能为灵龟八法打下了理论基础，但它与灵龟八法形成的直接关系，目前还找不到更确切的根据。

三、灵龟八法名称的出现

灵龟八法的名称，最早见于《针灸大全》，所以有可能为徐凤所创，但目前尚缺少直接的论据。此外，由于灵龟八法的开穴推算方法与《扁鹊神应针灸玉龙经》一书中所载飞腾八法（我们称其为元飞腾八法，参见本篇第七章）的开穴推算方法极为相似，所以有可能前者是在后者的基础上衍化发展而形成的。

巽离坤

忌戊辰己巳 阴落宫 立夏 （四）	忌丙午 上天宫 夏至 （九）	忌戊申己未 玄委宫 立秋 （二）
忌乙卯 仓门宫 春分 （三）	忌乙酉戊巳 招遥宫 中州 （五）	忌辛酉 仓来宫 秋分 （七）
忌戊子己丑 天留宫 立春 （八）	忌壬子 叶蛰宫 冬至 （一）	忌戊戌己亥 新落宫 立冬 （六）

震　　兑

艮坎乾

图六　冬至叶蛰宫图（据《针经指南》）

通过以上几点讨论来看，灵龟八法的形成晚于子午流注，它可能是在元末明初时期产生的。

第二节　应用腧穴

奇经八穴也叫八脉八穴。在人体经络中，除十二正经外，另有奇经，奇经共有八条，即任脉、督脉、冲脉、带脉、阳跷脉、阴跷脉、阳维脉和阴维脉。每一条奇经均与十二正经中的一个腧穴相通，如任脉与手太阴肺经的列缺穴相通；督脉与手太阳小肠经的后溪穴相通……参见表三十二。这八个与奇经相通的腧穴叫奇经八穴，灵龟八法就是根据九宫数按时间使用这八个腧穴进行针灸配穴治疗的。

表三十二　奇经八穴的名称及其纳挂关系

奇经八脉	奇经八穴	纳卦	九宫数
任脉	列缺	离	九
督脉	后溪	兑	七
冲脉	公孙	乾	六
带脉	临泣	巽	四
阳跷脉	申脉	坎	一
阴跷脉	照海	坤	二、五
阳维脉	外关	震	三
阴维脉	内关	艮	八

第三节　配穴推算的依据

一、奇经八穴与八卦的配属关系

灵龟八法规定，奇经八穴要分别和八卦相配合，所以灵龟八法以及飞腾八法统称为奇经纳卦法。八卦是代表自然界物体或现象的八个名称，如乾代表天、坤代表地、坎代表水、离代表火、巽代表风、震代表雷、艮代表山、兑代表水泽等。奇经八穴与八卦相配合的关系参见表三十二，即：乾配公孙、艮配内关、巽配临泣、辰配外关、离配列缺、坤配照海、兑配后溪、坎配申脉。为了牢记，可背诵《八脉配八卦歌》，歌中后四句系叙述灵龟八法所用的针术手法。

八脉配八卦歌

乾属公孙艮内关，巽临震位外关还，
离居列缺坤照海，后溪兑坎申脉联，
补泻浮沉分逆顺，随时呼吸不为难，
仙传秘诀神针法，万病如拈立便安。

二、奇经八穴与九宫图的配属关系

九宫图系出自西汉《大戴礼》一书，《尚书》洪范篇及《灵枢》九宫八风篇中均载有与此有关的内容。据《大戴礼》载：在夏禹治水时，洛水里出现一只灵龟，龟背上现有象征吉祥的图案，即九宫图(参见图七及图八)。九宫图中九个数字间有一定规律可循，如每行、每列和每条对角线上的三个数字加起来都等于十五。因此，九宫图不仅在医学理论上有一定价值，也是我国古代人民在数学方面的一个贡献。为了记忆九宫图中九个部位的数字，可背诵《九宫歌》。

九宫歌

戴九履一，左三右七，
二四为肩，八六为足，
五居于中，寄于坤局。

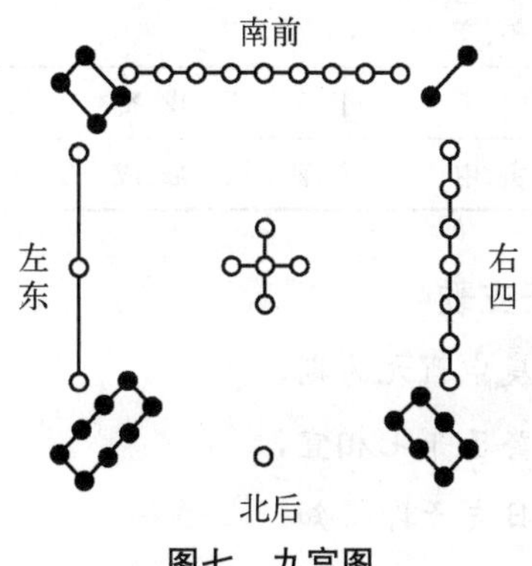

图七　九宫图

四	九	二
三	五	七
八	一	六

图八　九宫图的示意图

如表三十二所示，奇经八穴中的每个穴都纳一卦，每一卦都配属有九宫数，所以每个穴也相应地配属一个九宫数，如申脉穴的八卦属坎，九宫属一；外关穴的八卦属震，九宫属三等。但由于腧穴只有八个，而九宫有九个数字，所以将九宫数二和五同时配属在一个照海穴上，因此照海穴的八卦属坤，九宫属二和五。奇经八穴与九宫数的配属关系参见上表（表三十二）。为了便于记忆，可背诵《八法歌》。

八法歌

坎一联申脉，照海坤二五，
震三属外关，巽四临泣数，
乾六是公孙，兑七后溪府，
艮八系内关，离九列缺主。

三、灵龟八法逐日干支和临时干支的代表数值

灵龟八法的逐日干支代表数值和临时干支代表数值是推算灵龟八法配穴的基础，是换算九宫数的基本数据。其具体代表数值见表三十三。为了牢记这些数值，可背诵《八法逐日干支歌》和《八法临时干支歌》。

表三十三　灵龟八法日时干支的代表数值

代表数值	10	9	8	7	6	5	4
日天干	甲、己	乙、庚	丁、壬	丙、戊 辛、癸			
日地支	丑、辰 未、戌	申、酉	寅、卯	子、巳 午、亥			
时天干		甲、己	乙、庚	丙、辛	丁、壬	戊、癸	
时地支		子、午	丑、未	寅、申	卯、酉	辰、戌	巳、亥

八法逐日干支歌

甲己辰戌丑未十，乙庚申酉九为期，
丁壬寅卯八成数，戊癸巳午七相宜，
丙辛亥子亦七数，逐日支干即得知。

八法临时干支歌

甲己子午九宜用，乙庚丑未八无疑，
丙辛寅申七作数，丁壬卯酉六顺知，
戊癸辰戌各有五，巳亥单加四共齐，
阳日除九阴除六，不及零余穴下推。

四、逐日天干的阴阳属性

由于灵龟八法推算过程中有“阳日除九，阴日除六”的规定，所以应该知道逐日天干的阴阳属性，可参见本篇第一章第四节的内容。

第四节　灵龟八法开穴的推算法

灵龟八法是根据九宫数取奇经八穴的一种按时配穴法。九宫数是根据针灸当时的日干、日支、时干和时支等四个代表数值换算出来的。方法是：将四个代表数值相加，得一和数，阳日将此和数用九除；阴日将此和数用六除，所得的余数(不是商数)就是九宫数。如果恰能除尽，则阳日的九宫数是九，阴日的九宫数是六。日干、日支、时干和时支的代表数值如表三十三。然后，即可将推算出来的九宫数转换为相应的腧穴(参见表三十二)。

例如，推算乙丑日壬午时开穴的方法是：将日干(乙＝9)、日支(丑＝10)、时干(壬＝6)、时支(午＝9)的 4 个代表数值相加，得 34. 乙日为阴日，用 6 除 34，得商数为 5，余数为 4，这个余数 4 就是九宫数。根据九宫、八卦与八穴间的配属关系(见表三十二)，九宫数 4 所代表的卦数为巽，代表的穴位是临泣，所以乙丑日壬午时的开穴为临泣。

第五节　灵龟八法开穴的查表法

灵龟八法的开穴虽然可按上记方法进行推算，但在急诊使用时不仅耽误时间，而且有可能出现推算的错误。表三十四是根据上记推算法，预先制成六十天(一个计算周期)的逐日开穴表(表中只列出昼间寅至酉时的开穴)，据表可立即查出开穴，非常方便，可在临诊时应用。

表三十四　昼间(寅～酉)灵龟八法按时开穴表

逐日干支	临时干支	寅		卯		辰		巳		午		未		申		酉	
		时干	开穴	时干	开穴	时干	开穴	时干	开穴	时干	开穴	时干	开穴	时干	开穴	时干	开穴
甲	子	丙	临泣	丁	照海	戊	列缺	己	外关	庚	后溪	辛	照海	壬	外关	癸	申脉
乙	丑	戊	申脉	己	临泣	庚	照海	辛	公孙	壬	临泣	癸	照海	甲	照海	乙	外关
丙	寅	庚	外关	辛	申脉	壬	内关	癸	公孙	甲	公孙	乙	临泣	丙	照海	丁	列缺
丁	卯	壬	照海	癸	外关	甲	公孙	乙	临泣	丙	照海	丁	公孙	戊	临泣	己	申脉
戊	辰	甲	公孙	乙	临泣	丙	照海	丁	列缺	戊	临泣	己	后溪	庚	照海	辛	外关
己	巳	丙	申脉	丁	照海	戊	外关	己	公孙	庚	临泣	辛	照海	壬	公孙	癸	临泣
庚	午	戊	申脉	己	临泣	庚	照海	辛	列缺	壬	临泣	癸	照海	甲	照海	乙	外关
辛	未	庚	照海	辛	公孙	壬	临泣	癸	照海	甲	照海	乙	外关	丙	申脉	丁	照海
壬	申	壬	外关	癸	申脉	甲	临泣	乙	照海	丙	公孙	丁	临泣	戊	照海	己	照海
癸	酉	甲	照海	乙	公孙	丙	临泣	丁	照海	戊	申脉	己	外关	庚	申脉	辛	照海
甲	戌	丙	后溪	丁	照海	戊	外关	己	公孙	庚	申脉	辛	内关	壬	公孙	癸	临泣
乙	亥	戊	临泣	己	申脉	庚	照海	辛	外关	壬	申脉	癸	照海	甲	照海	乙	公孙
丙	子	庚	照海	辛	列缺	壬	后溪	癸	照海	甲	照海	乙	外关	丙	申脉	丁	内关
丁	丑	壬	申脉	癸	照海	甲	照海	乙	公孙	丙	临泣	丁	照海	戊	公孙	己	外关
戊	寅	甲	临泣	乙	照海	丙	列缺	丁	后溪	戊	照海	己	照海	庚	外关	辛	申脉
己	卯	丙	照海	丁	公孙	戊	临泣	己	申脉	庚	照海	辛	外关	壬	申脉	癸	照海
庚	辰	戊	临泣	己	后溪	庚	照海	辛	外关	壬	后溪	癸	照海	甲	内关	乙	公孙
辛	巳	庚	照海	辛	外关	壬	申脉	癸	照海	甲	照海	乙	公孙	丙	照海	丁	照海
壬	午	壬	申脉	癸	内关	甲	照海	乙	列缺	丙	临泣	丁	照海	戊	列缺	己	外关
癸	未	甲	外关	乙	申脉	丙	照海	丁	外关	戊	申脉	己	临泣	庚	照海	辛	公孙
甲	申	丙	公孙	丁	临泣	戊	照海	己	照海	庚	列缺	辛	后溪	壬	照海	癸	外关
乙	酉	戊	公孙	己	外关	庚	申脉	辛	照海	壬	外关	癸	申脉	甲	临泣	乙	照海
丙	戌	庚	照海	辛	外关	壬	申脉	癸	后溪	甲	内关	乙	公孙	丙	临泣	丁	照海
丁	亥	壬	临泣	癸	照海	甲	照海	乙	外关	丙	申脉	丁	照海	戊	外关	己	公孙
戊	子	甲	外关	乙	申脉	丙	内关	丁	公孙	戊	申脉	己	临泣	庚	照海	辛	列缺
己	丑	丙	临泣	丁	照海	戊	公孙	己	外关	庚	临泣	辛	照海	壬	外关	癸	申脉
庚	寅	戊	照海	己	照海	庚	外关	辛	申脉	壬	照海	癸	外关	甲	公孙	乙	临泣

（续表）

逐日干支	临时干支	寅		卯		辰		巳		午		未		申		酉	
		时干	开穴	时干	开穴	时干	开穴	时干	开穴	时干	开穴	时干	开穴	时干	开穴	时干	开穴
辛	卯	庚	公孙	辛	临泣	壬	照海	癸	公孙	甲	外关	乙	申脉	丙	照海	丁	外关
壬	辰	壬	临泣	癸	照海	甲	照海	乙	外关	丙	后溪	丁	照海	戊	申脉	己	公孙
癸	巳	甲	公孙	乙	临泣	丙	照海	丁	公孙	戊	临泣	己	申脉	庚	照海	辛	外关
甲	午	丙	临泣	丁	照海	戊	列缺	己	外关	庚	照海	辛	临泣	壬	外关	癸	申脉
乙	未	戊	申脉	己	临泣	庚	照海	辛	公孙	壬	临泣	癸	照海	甲	照海	乙	外关
丙	申	庚	临泣	辛	照海	壬	列缺	癸	后溪	甲	后溪	乙	照海	丙	外关	丁	申脉
丁	酉	壬	公孙	癸	临泣	甲	申脉	乙	照海	丙	外关	丁	申脉	戊	照海	己	照海
戊	戌	甲	公孙	乙	临泣	丙	照海	丁	列缺	戊	临泣	己	后溪	庚	照海	辛	外关
己	亥	丙	申脉	丁	照海	戊	外关	己	公孙	庚	临泣	辛	照海	壬	公孙	癸	临泣
庚	子	戊	申脉	己	临泣	庚	照海	辛	列缺	壬	临泣	癸	照海	甲	照海	乙	外关
辛	丑	庚	照海	辛	公孙	壬	临泣	癸	照海	甲	照海	乙	外关	丙	申脉	丁	照海
壬	寅	壬	照海	癸	列缺	甲	外关	乙	申脉	丙	照海	丁	外关	戊	申脉	己	临泣
癸	卯	甲	申脉	乙	照海	丙	外关	丁	申脉	戊	照海	己	照海	庚	公孙	辛	临泣
甲	辰	丙	后溪	丁	照海	戊	外关	己	公孙	庚	申脉	辛	内关	壬	公孙	癸	临泣
乙	巳	戊	临泣	己	申脉	庚	照海	辛	外关	壬	申脉	癸	照海	甲	照海	乙	公孙
丙	午	庚	照海	辛	列缺	壬	后溪	癸	照海	甲	照海	乙	外关	丙	申脉	丁	内关
丁	未	壬	申脉	癸	照海	甲	照海	乙	公孙	丙	临泣	丁	照海	戊	公不	己	外关
戊	申	甲	照海	乙	外关	丙	申脉	丁	内关	戊	外关	己	公孙	庚	临泣	辛	照海
己	酉	丙	外关	丁	申脉	戊	照海	己	照海	庚	公孙	辛	临泣	壬	照海	癸	公孙
庚	戌	戊	临泣	己	后溪	庚	照海	辛	外关	壬	后溪	癸	照海	甲	内关	乙	公孙
辛	亥	庚	照海	辛	外关	壬	申脉	癸	照海	甲	照海	乙	公孙	丙	临泣	丁	照海
壬	子	壬	申脉	癸	内关	甲	照海	乙	列缺	丙	临泣	丁	照海	戊	列缺	己	外关
癸	丑	甲	外关	乙	申脉	丙	照海	丁	外关	戊	申脉	己	临泣	庚	照海	辛	公孙
甲	寅	丙	照海	丁	关	戊	申脉	己	临泣	庚	内关	辛	公孙	壬	临泣	癸	照海
乙	卯	戊	照海	己	照海	庚	公孙	辛	临泣	壬	照海	癸	公孙	甲	外关	乙	申脉
丙	辰	庚	照海	辛	外关	壬	申脉	癸	内关	甲	内关	乙	公孙	丙	临泣	丁	照海
丁	巳	壬	临泣	癸	照海	甲	照海	乙	外关	丙	申脉	丁	照海	戊	外关	己	公孙

（续表）

逐日干支	临时干支	寅		卯		辰		巳		午		未		申		酉	
		时干	开穴	时干	开穴	时干	开穴	时干	开穴	时干	开穴	时干	开穴	时干	开穴	时干	开穴
戊	午	甲	外关	乙	申脉	丙	内关	丁	公孙	戊	申脉	己	临泣	庚	照海	辛	列缺
己	未	丙	临泣	丁	照海	戊	公孙	己	外关	庚	后溪	辛	照海	壬	外关	癸	申脉
庚	申	戊	外关	己	公孙	庚	临泣	辛	照海	壬	公孙	癸	临泣	甲	后溪	乙	照海
辛	酉	庚	申脉	辛	照海	壬	外关	癸	申脉	甲	临泣	乙	照海	丙	公孙	丁	临泣
壬	戌	壬	临泣	癸	照海	甲	照海	乙	外关	丙	后溪	丁	照海	戊	外关	己	公孙
癸	亥	甲	公孙	乙	临泣	丙	照海	丁	公孙	戊	临泣	己	申脉	庚	照海	辛	外关

第六节　开穴和配穴

按上述推算法或查表法找出灵龟八法的开穴后，如需配穴，可按八法交会关系取配穴。将奇经八穴分为4组：内关配公孙，外关配临泣，列缺配照海，后溪配申脉。应用前，可按这个分组取配穴。如能背诵“八法交会歌”，即能熟记这个交会关系。

八法交会歌

内关相应是公孙，外关临泣总相同，

列缺交经通照海，后溪申脉亦相从。

第七章　飞腾八法

第一节　源　流

飞腾八法的名称首见于元代王国瑞的《扁鹊神应针灸玉龙经》(1329年)，但其开穴方法与目前沿用者有差异，故称其为“元飞腾八法”，具体开穴方法见本章第三节。王国瑞为王开之后，王开是窦汉卿的弟子，所以推测，元飞腾八法可能为窦汉卿晚年所创，也可能是窦氏弟子王开或王开后人王国瑞所创。

在《针灸大全》中载有"飞腾八法歌"，在《针灸聚英》中载有《八法飞腾定十干八卦歌》，这是目前所用下来的飞腾八法，为了和"元飞腾八法"相区别，故称其为"明飞腾八法。"明飞腾八法可能是在元飞腾八法的基础上衍化形成并一直沿用至今。

第二节　明飞腾八法

明飞腾八法是按时干取奇经八穴的一种按时取穴法。本法虽然和灵龟八法一样，使用奇经八穴，但却是按时间的天干属性加以推算的，奇经八穴的八卦属性也与灵龟八法不同。据《针灸大全》中"飞腾八法歌"的内容，本取穴法中时干、奇经八穴及其与八卦间的配属关系如表三十五。例如，欲求壬日丙午时应开何穴，查表即可知丙时应开八卦属艮的内关穴。可按本篇第六章第六节所述的八法交会关系取配穴。

飞腾八法歌(出《针灸大全》)

壬甲公孙即是乾，丙居艮上内关然，
戊时临泣生坎水，庚属外关震相连，
辛上后溪装巽卦，乙癸申脉到坤传，
己壬列缺南离上，丁属照海兑金全。

表三十五　明飞腾八法中时干、八卦与八穴间的配属关系

时干	甲	乙	丙	丁	戊	己	庚	辛	壬	癸
八卦	乾	坤	艮	兑	坎	离	震	巽	乾	坤
开穴	公孙	申脉	内关	照海	临泣	列缺	外关	后溪	公孙	申脉

第三节　元飞腾八法

元飞腾八法出自元代王国瑞的《扁鹊神应针灸玉龙经》飞腾八法篇，也是根据九宫数按时间取奇经八穴的一种配穴方法，推算法与灵龟八法相似，只是在推算时所依据的八穴纳卦合九宫数以及日时干支的代表数值与灵龟八法不同。

一、配穴推算的依据

在元飞腾八法中，奇经八穴与八卦的配属关系见表三十六。即乾配公孙、坎配临泣、艮配内关、震配外关、巽配后溪、离配列缺、坤配申脉、兑配照海。

表三十六　元飞腾八法中八穴纳卦合九宫数法

九宫数	八卦		奇经	八穴
九	离		任脉	列缺
四	巽		督脉	后溪
六	乾		冲脉	公孙
一	坎		带脉	临泣
二	坤		阳跷脉	申脉
七	兑		阴跷脉	照海
三	震		阳维脉	外关
八	艮		阴维脉	内关
五	中央	男寄于坤	阳跷脉	申脉
		妇寄于艮	阴跷脉	内关

在元飞腾八法中，奇经八穴与九宫数的配属关系见表三十六。即九宫数一合坎卦，纳临泣穴；九宫数二合刊卦，纳申脉穴；九宫数三合震卦，纳外关穴；九宫数四合巽卦，纳后溪穴；九宫数六合乾卦，纳公孙穴；九宫数七合兑卦，纳照海穴；九宫数八合艮卦，纳内关穴；九宫数九合离卦，纳列缺穴；九宫数五卦合中央，男寄于坤，纳申脉穴，女寄于艮，纳内关穴。

在元飞腾八法中，日时干支的代表数值见表三十七。日干和时干的代表数值相同；日支和时支的代表数值相同。日时干支的代表数值是换算九宫数的数据，是推算元飞腾八法开穴的基础，所以应该熟记，可背诵下面的歌诀。歌诀内容与灵龟八法的《临时干支歌》相同。

日时干支合九宫数歌

甲己子午九，乙庚丑未八，

丙辛寅申七，丁壬卯酉六，

戊癸辰戌五，巳亥属之四。

表三十七　元飞腾八法日时干支的代表数值

代表数值	9	8	7	6	5	4
日时天干	甲、己	乙、庚	丙、辛	丁、壬	戊、癸	
日时地支	子、午	丑、未	寅、申	卯、酉	辰、戌	巳、亥

二、开穴的推算法

元飞腾八法也是根据九宫数取奇经八穴的一种按时配穴法，九宫数则是根据针灸当时的日干、日支、时干和时支等四个代表数值换算出来的。换算方法是：

阳日九宫数＝(日干值＋日支值＋时干值＋时支值)÷9

阴日九宫数＝(日干值＋日支值＋时干值＋时支值)÷6

所求得的余数(不是商数)就是九宫数，它代表固定的腧穴，见表三十六。如恰能除尽，则阳日的九宫数是九(代表列缺穴)；阴日的九宫数是六(代表公孙穴)。如求得的九宫数是五，则卦合中央，需根据患者的性别判定：男寄于坤，开申脉穴；女寄于艮，开内关穴。

例如，推算丙子日辛卯时元飞腾八法开穴的方法是：将日干(丙＝7)、日支(子＝9)、时干(辛＝7)、时支(卯＝6)等四个代表数值相加，得29，丙日为阳日，用9除29，得商数为3，余数为2，这个余数2就是九宫数。按表三十六，得知九宫数2所代表的腧穴是申脉，所以丙子日辛卯时的元飞腾八法开穴为申脉。

又例如，在乙卯日壬午时为一女性患者针灸治疗，其元飞腾八法开穴的推算方法是：将日干值(乙＝8)、日支值(卯＝6)、时干值(壬＝6)、时支值(午＝9)相加后，得29，乙日为阴日，用6除29，得商数为4，余数为5。九宫数5卦合中央，女寄于艮，所代表的腧穴是内关，所以乙卯日壬午时女性患者的元飞腾八法开穴为内关。

第八章　研究进展综述和展望

新中国成立以来，国内对按时配穴法的理论研究、推算方法简化、临床研究和实验研究等方面已取得一定进展。

第一节 理论研究

一、时辰中医学：按时配穴法是一种重要的针灸配穴法，而它的理论基础则有着更为重要的学术价值。以这一理论为内容，目前有人倡导建立一门新的学科，叫做“时辰中医学。”随着这一倡议的提出，一些有理论意义的研究工作（如发病、死亡、用药、分娩与中医时辰的关系等课题）正在展开，并已取得一些苗头①。

二、按时配穴法的配穴规律：单氏在1960年提出，在子午流注纳甲法中，六甲、六乙、六丙、六丁、六戊、六己、六庚、六辛、六壬、六癸与五输穴中井、经、荥、合、俞、纳各穴的相应配合规律，简称为“一、四、二、五、三、纳”规律。并提出，应用这一规律，可将原法中的12个闭穴变为开穴。此外，还有人在1963年将子午流注纳甲法的配穴规律归纳为“子午流注的周期规律”，并提出“子午流注周期表。”“子午流注周期表”也是对原法中闭穴开穴的另一种配穴方案。也有人在1960年统计和分析了灵龟八法一个配穴周期中各腧穴的使用次数时看到，每个腧穴最多使用时间的分布是每隔八小时出现一次，一昼夜出现三个峰，故称此为按时配穴法的“三八间隔现象”，它可能和腧穴在针刺后兴奋性改变的规律相一致。

三、子午流注“养子时刻注穴法”的发掘：这是曾流行于明代的一种按时配穴法，明代以后就失传了。最近已由天津中医学院将其发掘整理出来，详见本篇第四章。

四、子午流注纳甲法“阎氏开穴法”的发掘：目前通用的子午流注纳甲法的开穴方法，系出自《针灸大全》中的“徐氏定穴歌”和“流注图”，两者均为徐凤所作，故称其为徐氏开穴法。徐氏开穴法存在着一定理论和实用方面的缺陷。文献研究结果认为，徐氏的“流注图”是在《子午流注针经》卷下“流注经络井荥图”的基础上经徐凤修改后形成的。“流注经络井荥图”的作者为金代阎明广，

① 苗头：此处应为“进展”。

故将以“流注经络井荥图”为内容的开穴方法称为阎氏开穴法。

第二节 推算方法的简化和改进

在按时配穴法中，日时干支的推算以及子午流注纳甲法的推算都比较烦琐，从而先后出现了一些推算简法，如各种形式的环周图、推算尺、直观取穴表、推算手册、心算法、开穴钟……对简化开穴和推广应用都起到了一定的作用。其中以指掌推算法、电子计算技术、当地时间的换算等有较大的临床应用价值。

一、指掌推算法：目前已提出有各种指掌推算法的方案，并各自具有自己的特点。指掌推算法的优点是，不需要任何工具，应用时也比较方便、迅速、准确，不仅能推算出日时干支，也能推算子午流注纳甲法的开穴，所以已得到了较快的推广。

二、电子计算技术的应用：国内目前已通过两种途径开展了这方面的工作，① 利用现成的电子计算系统，按推算的数学模式或制成表格数据，编成应用程序软件存入计算机。用时只要输入时间参数即可显示出穴位代码。长春中医学院中医研究所等单位已开展了这方面的工作；② 应用电子器件组成专用的硬件逻辑电路装置，再根据输入的时间条件，使之直接显示出取穴的代码或者名称。沈阳市中医研究所和浙江省文成县医药科学技术研究组等单位已开展了这方面的工作。

三、当地时间的换算：应用按时取穴法时，必须采用当地时间，所以必须进行换算。一些单位均介绍过种换算方法，详见本篇第二章。

第三节 临床研究

一、疗效验证：按时配穴法的疗效是否高于一般的针灸配穴法呢？这是一个很关键的临床课题。目前有关这方面的研究报告较多，但具有统计学意义的结果还不多。绝大多数的报告均肯定地认为，应用按时配穴法治疗时能提高临床疗效。

二、定时治疗：这是近年来在临床研究方面总结出来的一项治疗经验。选择流注经穴与病情相适应的时间进行定时治疗时，可提高疗效。林氏报告，他们对多在寅时发作的支气管哮喘和老年慢性支气管炎等肺经病变，按子午流注开穴法进行定时针刺治疗，取得了较好的疗效。其他报告也有相似的结论。

三、按时取穴配合以辩证或对证取穴：这虽然是①按时配穴法的一个重要配穴原则，但近年来的许多报告均肯定了它的临床价值，即在按时取穴的同时，根据病情与合以辨证或对证取穴，可以提高疗效。

四、针术手法的应用：按时配穴法是一种针灸配穴法，它不仅不排斥，反而需要针术手法的有力配合，才能发挥其应有的临床疗效。近年来的临床应用经验进一步肯定了这一针灸临床的基本原则。

第四节　实验研究

一、针刺开穴与闭穴在效应方面的比较

（1）心电图：上海市中医院等单位对12例冠心病患者，应用子午流注配穴法，开心经和心包经的神门、灵道、大陵、间使（四穴中取一穴），观察针刺子午流注的开穴和闭穴对心电图的影响。结果表时，针刺开穴的心电图改善率为87.5%；针刺闭穴的心电图改善率为54.1%，在统计学上有非常明显的差异，提示针刺开穴的疗效高于闭穴。

（2）肢体阻抗图：湖北中医学院对健康人进行了按时取穴、同穴不同时及随意取穴等三组针刺对肢体阻抗图影响的观察。看到按时取穴组对肢体阻抗图的时间指标较对照组（同穴不同时及随意取穴）有较明显的影响（主要是舒张时间延长）。认为针刺时按时取穴与否，对肢体血液动力学的影响存在着明显差异。

（3）肌电图：上海市中医院等单位以肌电图针刺“得气”效应电信号为指标，对12例冠心病患者，比较了针刺开穴与闭穴的差异。他们应用子午流注

①　是：此处疑为“不是”。

配穴法，开心经和心包经的神门、灵道、大陵、间使（四穴中取一穴），对每例患者进行 2 次开穴与 2 次闭穴的对照观察。结果是：针刺开穴记录同经穴位 24 人次，出现电信号者 18 人次，占 75%；针刺闭穴记录同经穴位 24 人次，出现电信号者 11 人次，占 45.8%，认为针刺开穴与闭穴的电信号出现率，有统计学方面的明显差异。

(4) 血压：天津中医学院对 54 例原发性高血压患者分为两组（每组 27 例）进行观察。观察组按子午流注养子时刻注穴法取穴，对照组按辨证取穴。隔日针刺一次，10 次为一个疗程，共观察两个疗程。治疗期间停用降压药物，每次针刺前后测血压。观察结果是：观察组收缩压平均下降 33.96 mmHg，舒张压平均下降 20.56 mmHg；对照组收缩压平均下降 25.19 mmHg，舒张压平均下降 12.59 mmHg。此外，观察组的显效率（59.3%）也高于对照组（33.3%）。

二、经穴的物理参数在开穴与闭穴时间内的比较

(1) 经穴的导电量：司徒氏以经穴导电量为指标，观察其在不同时间内的变动。他们认为，各经络及经穴在气血流注之时（开穴），其导电量较高；各经穴在气血流注已过（闭穴），其导电量则低于开穴时间。这一现象与子午流注理论相符合。

(2) 经穴的光子发射量：上海中医研究所以经穴的光子发射量为指标（应用光子数量测定仪观察），观察各经穴在 24 小时内的变动。初步看到：肺经的经穴在寅时（气血运行至该经的时辰），其左右手肺经光子发射数量的测定值对称；其它时辰（气血运行已过该经）则不对称。这一现象类似子午流注的周期性改变。

(3) 经穴的温度：阎氏等以经穴皮肤表面的温度为指标，对 50 例患者观察了子午流注纳子法开穴与闭穴间的差异。结果表明，闭穴时温度较开穴时的温度高 1.1～3.5℃（均值），两者间有显著的差异（$P<0.01$）。

第五节　展　　望

在 1982 年 10 月召开的全国子午流注学说座谈会（石家庄）上，不仅总结

了我国近几年来在针灸按时配穴法方面的一些成积①，而且还为我国针灸按时配穴法的发展提出一些前景和问题。按时配穴法在中医理论和学术思想的指导下，将会得到更大的发展，也有可能突破针灸配穴法的范畴，在继承古代遗产的基础上，它的学术体系将更加完善，最终将建立起我国自己的"时辰中医学。"到那时，按时配穴法在针灸临床上将占有更重要的位置；它的学术思想将会逐渐扩展到用药和诊断方面，按时用药法的优越性以及有关疾病变化和转归预测的规律将会得到确切的验证；人体经络、气血和脏腑功能的时间变化规律也会被充分阐明。按时配穴法和即将形成的时辰中医学具有广阔的发展前景。

第四篇　针灸歌赋中的针灸配穴类编

针灸歌赋是历代针灸医家实践经验总结的高度概括，其文词绚烂，用多获效，堪称医文并茂，值得研究。为了使其更好地为针灸临床服务和便于检索，现将著名针灸歌赋《标幽赋》《席弘赋》《兰江赋》《百症赋》《灵光赋》《通玄指要赋》《玉龙赋》《长桑君天星秘诀歌》《杂病穴法歌》《玉龙歌》《胜玉歌》《肘后歌》《马丹阳天星十二穴治杂病歌》《四总穴歌》和《行针指要歌》等一十五篇，按人的形体和病证，进行分类编排，搜众方于一处。我们认为，这是针灸腧穴配方学中的重要内容，不仅应该认真学习，而且有进一步发掘和深入探讨的价值。

第一章　按形体配穴类编

第一节　头　　部

一、《标幽赋》：头风头痛，刺申脉与金门。

二、《百症赋》：

① 成积：此处应为"成绩"。

1. 囟会连于玉枕，头风疗以金针。

2. 悬颅颔厌之中，偏头痛止。

3. 强间丰隆之际，头痛难禁。

三、《兰江赋》：

1. 头部还须寻列缺。

2. 申脉能除寒与热，头风偏正及心惊。

四、《席弘赋》：列缺头痛及偏正，重泻太渊无不应。

五、《玉龙赋》：

1. 头风鼻渊，上星可用。

2. 攒竹头维，治目痛头痛。

3. 神庭理乎头风。

六、《灵光赋》：

1. 偏正头痛泻列缺。

2. 头目有病针四肢。

七、《通玄指要赋》：

1. 头晕目眩，要觅于风池。

2. 脑昏目赤，泻攒竹以便宜。

3. 头项强，承浆可保。

4. 丝竹疗头痛不忍。

5. 头项强，拟后溪以安然。

八、《玉龙歌》：

1. 若是头风并眼痛，上星穴内刺无偏。

2. 头风呕吐眼晕花，穴在神庭始不差。

3. 头项强痛难回顾，牙痛并作一般看，
先向承浆明补泻，后针风府即时安。

4. 偏正头风痛难医，丝竹金针亦可施，
沿皮向后透率谷，一针两穴世间稀。

5. 偏正头痛有两般，有无痰饮细推观，
若然痰饮风池刺，倘无痰饮合谷安。

6. 头面若有诸般症，一针合谷效通神。

九、《胜玉歌》：

1. 头痛眩晕百会好。

2. 头风眼疼上星专。

3. 头项强急承浆保。

4. 头风头痛灸风池。

十、《杂病穴法歌》：

1. 一切风寒暑湿邪，头痛发热外关起。

2. 头面耳目口鼻病，曲池合谷为之主。

3. 偏正头痛左右针，列缺太渊不用补。

4. 头风目眩项捩强，申脉金门手三里。

5. 二陵二跷与二交，头项手足互相与。

十一、《肘后歌》：

1. 头面之疾寻至阴。

2. 顶心头痛眼不开，涌泉下针定安泰。

十二、《长桑君天星秘诀歌》：牙痛头痛兼喉痹，先刺二间后三里。

十三、《马丹阳天星十二穴治杂病歌》：

1. 合谷，头痛并面肿。

2. 通里，头肋面颊红。

3. 列缺，善疗偏头患。

十四、《四总穴歌》：头项寻列缺。

第二节　面　　部

一、《百症歌》：

1. 原夫面肿虚浮，须仗水沟前顶。

2. 面上虫行有验，迎香可取。

二、《玉龙赋》：耳聋腮肿，听会偏高。

三、《玉龙歌》：

1. 眉间疼痛苦难当，攒竹沿皮刺不妨。

2. 头面若有诸般病，一针合谷效通神。

四、《杂病穴法歌》：

1. 头面耳目口鼻病，曲池合谷为之主。

2. 牙风面肿颊车神，合谷临泣泻不数。

五、《肘后歌》：头面之疾针至阴。

六《马丹阳天星十二穴治杂病歌》：

1. 合谷，头痛并面肿。

2. 通里，头腮面颊红。

七、《四总穴歌》：面口合谷收。

八、《长桑君天星秘诀歌》：寒疟面肿及肠鸣，先取合谷后内庭。

第三节　耳　　部

一、《百症赋》：

1. 耳聋气闭，全凭听会翳风。

2. 耳中蝉噪有声，听会堪攻。

二、《兰江赋》：

申脉能除寒与热，头风偏正及心惊。耳鸣鼻衄胸中满，好把金针此穴寻。

三、《席弘赋》：

1. 耳聋气痞听会针，迎香穴泻功如神。

2. 但患伤寒两耳聋，金门听会疾如风。

3. 耳内蝉鸣腰欲折，膝下明存三里穴，

若能补泻五会间，且莫向人容易说。

四、《玉龙赋》：耳聋腮肿，听会偏高。

五、《灵光赋》：耳聋气闭听会间。

六、《通玄指要赋》：耳闭须听会而治也。

七、《玉龙歌》：

1. 耳聋气闭痛难言，须刺翳风穴始痊。

2. 耳聋之症不闻声，痛痒蝉鸣不快情，

红肿生疮须用泻，宜从听会用针行。

八、《胜玉歌》：耳闭听会莫迟延。

九、《杂病穴法歌》：

1. 头面耳目口鼻病，曲池合谷为之主。

2. 耳聋临泣与金门，合谷针后听人语。

十、《长桑君天星秘诀歌》：耳鸣腰痛先五会，次针耳门三里穴。

第四节 目　部

一、《标幽赋》：

1. 眼痒眼痛泻光明与地五。

2. 取肝俞与命门，使瞽士视秋毫之末。

二、《百症赋》：

1. 目眩兮，支正飞扬。

2. 目黄兮，阳纲胆俞。

3. 攀睛攻少泽肝俞之所，泪出刺头维临泣之处。

4. 目中漠漠，即寻攒竹三间。

5. 目觉𥌓𥌓，急取养老天柱。

6. 观其雀目肝气，睛明行间而细推。

7. 目瞤兮，颧髎、大迎。

三、《兰江赋》：眼目之证诸疾苦，更泻临泣用针担。

四、《席弘赋》：

1. 睛明治眼未效时，合谷光明安可缺。

2. 转筋目眩针鱼腰，承山昆仑立便消。

五、《玉龙赋》：

1. 攒竹头维治目痛头痛。

2. 睛明太阳鱼尾，目证凭兹。

3. 大小骨空，治眼烂能止冷泪。

4. 左右太阳医目痛，善除血翳。

5. 目昏血溢，肝俞辨其实虚。

六、《灵光赋》：

1. 睛明治眼胬肉攀。

2. 头目有病针四肢。

七、《通玄指要赋》：

1. 头晕目眩要觅于风池。

2. 脑昏目赤，泻攒竹以便宜。

3. 行间治膝肿目疾。

4. 目昏不见，二间宜取。

5. 眵𥌒冷泪，临泣尤准。

八、《玉龙歌》：

1. 若是头风并眼痛，上星穴内刺无偏。

2. 头风呕吐眼昏花，穴取神庭始不差。

3. 口眼㖞斜最可嗟，地仓妙穴连颊车。
   㖞左泻右依师正，㖞右泻左莫令斜。

4. 眉间疼痛苦难当，攒竹沿皮刺不妨。
   若是眼昏皆可治，更针头维即安康。

5. 两眼红肿痛难熬，怕日羞明心自焦，
   只刺睛明鱼尾穴，太阳出血自然消。

6. 眼痛忽然血贯睛，羞明更涩最难睁，
   须泻太阳针出血，不用金刀疾自平。

7. 心火炎上两眼红，迎香穴内刺为通。
   若将毒血搐出后，目内清凉始见功。

8. 风眩目烂最堪怜，泪出汪汪不可言，
   大小骨空皆妙穴，多加艾火疾应痊。

9. 肝家血少目昏花，宜补肝俞力便加。
   更把三里频泻动，还光益血自无差。

九、《胜玉歌》：

1. 眼痛须觅清冷渊。

2. 头风眼痛上星专。

3. 目内红肿苦皱眉，丝竹攒竹亦堪医。

十、《杂病穴法歌》：

1. 头面耳目口鼻病，曲池合谷为之主。

2. 头风目眩项捩强，申脉金门手三里。

3. 赤眼迎香出血奇，临泣太冲合谷侣。

4. 脚若转筋眼发花，然谷承山法自古。

十一、《肘后歌》：

1. 顶心头痛眼不开，涌泉下针足安泰。

2. 口噤眼合药不下，合谷一针效甚奇。

3. 或患伤寒热未收，牙关风壅药难投，
项强反张目直视，金针用意列缺求。

4. 伤寒痞气结胸中，两目昏黄汗不通，
涌泉妙穴三分许，速使周身汗自通。

5. 刚柔二痉最乖张，口噤眼合面红妆，
热血流入心肺腑，须要金针刺少商。

十二、《马丹阳天星十二穴治杂病歌》：太冲，眼目似云朦。

第五节[①] 口　部

一、《百症赋》：

1. 颊车地仓穴，正口㖞于片时。

2. 阳溪侠溪，颔肿口噤并治。

3. 少商尺泽，血虚口渴同施。

4. 复溜祛舌干口燥之悲。

5. 太冲泻唇㖞以速愈。

① 节：原为“章”，据上下文改。

二、《玉龙赋》：

1. 地仓颊车疗口㖞。

2. 大陵人中频泻，口气全除。

三、《灵光赋》：地仓能止口流涎。

四、《玉龙歌》：

1. 口眼㖞斜最可嗟，地仓妙穴连颊车。
   㖞左泻右依师正，㖞右泻左莫令斜。

2. 三焦热气壅上焦，口苦舌干岂易调，
   针刺关冲出毒血，口生津液病俱消。

3. 口臭之疾最可憎，劳心只为苦多情。
   大陵穴内人中泻，心净清凉气自平。

五、《胜玉歌》：心热口臭大陵驱。

六、《杂病穴法歌》：

1. 头面耳目口鼻病，曲池合谷为之主。

2. 口噤㖞斜流涎多，地仓颊车仍可举。

3. 口舌生疮舌下窍，三棱泻血非粗卤。

七、《肘后歌》：

1. 口噤眼合药不下，合谷一针效甚奇。

2. 狐惑伤寒满口疮，须下黄连犀角汤，
   虫在脏腑食肌肉，须要神针刺地仓。

3. 刚柔二痉最乖张，口噤眼合面红妆，
   热血流入心肺腑，须要金针刺少商。

八、《马丹阳天星十二穴治杂病歌》：

1. 合谷，口噤不开言。

2. 列缺，口噤不开牙。

九、《四总穴歌》：面口合谷收。

第六节　鼻　　部

一、《百症赋》：

1. 天府合谷，鼻中衄血宜追。

2. 通天去鼻内无闻之苦。

3. 鼻痔必取龈交。

二、《兰江赋》：

申脉能除寒与热，头风偏正及心惊。

耳鸣鼻衄胸中满，好把金针此穴寻。

三、《玉龙赋》：

1. 头风鼻渊，上星可取。

2. 迎香攻鼻塞为最。

四、《灵光赋》：两鼻鼽衄针禾髎，鼻窒不闻迎香间。

五、《通玄指要赋》：鼻窒无闻，迎香可引。

六、《玉龙歌》：

1. 鼻流清涕名鼻渊，先泻后补疾可痊。

2. 不闻香臭从何治，迎香两穴可堪攻，
   先补后泻分明效，一针未出气先通。

3. 鼻流清涕气昏沉，须知喷嚏风门穴。

七、《杂病穴法歌》：

1. 头面耳目口鼻病，曲池合谷为之主。

2. 鼻塞鼻窒及鼻渊，合谷太冲随手取。

3. 衄血上星与禾髎。

八、《马丹阳天星十二穴治杂病歌》：合谷，齿龋鼻衄血。

第七节　舌　　部

一、《百症赋》：

1. 廉泉中冲，舌下肿痛堪攻。

2. 复溜祛舌干口燥之悲。

3. 哑门关冲，舌缓不语而要紧。

4. 天鼎间使，失音嗫嚅而休迟。

二、《玉龙歌》：

1. 任尔失音言语难，哑门一穴两筋间，
   若知浅针莫深刺，言语音和照益安。

2. 三焦气热壅上焦，口苦舌干岂易调，
   针刺关冲出毒血，口生津液病俱消。

三、《杂病穴法歌》：

1. 口舌生疮舌下窍，三棱出血非粗卤。

2. 舌裂出血寻内关，太冲阴交走上部。

3. 舌上生苔合谷当。

4. 手三里治舌风舞。

四、《马丹阳天星十二穴治杂病歌》：

1. 通里，欲言声不出。

2. 通里，暴瘖面无容。

第八节　牙 齿 部

一、《百症赋》：

1. 耳门丝竹空，住牙痛于顷刻。

2. 承浆泻牙痛而即移。

二、《席弘赋》，牙疼腰痛病咽痹，二间阳溪疾怎逃。

三、《玉龙赋》：二间治牙痛。

四、《灵光赋》：颊车可灸牙齿愈。

五、《通玄指要赋》：牙齿痛吕细堪治。

六、《玉龙歌》：

1. 头项强痛难回顾，牙痛并作一般看，

先向承山明补泻，后针风府即时安。

2．牙疼阵阵苦相煎，穴在二间要得传。

七、《胜玉歌》：牙腮痛紧大迎前。

八、《杂病穴法歌》：牙风面肿颊车神，合谷临泣泻不数。

九、《肘后歌》：

或伤风寒热未收，牙关风壅药难投，

项强反张目直视，金针用意列缺求。

十、《长桑君天星秘诀歌》：牙痛头疼兼喉痹，先针二间后三里。

十一、《马丹阳天星十二穴治杂病歌》：

1．内庭，数欠及牙痛。

2．合谷，龋齿及衄血。

3．列缺，口噤不开牙。

第九节　咽喉部

一、《标幽赋》：

1．取照海治喉中之闭塞。

2．心胀，咽痛，针太冲而必除。

二、《百症赋》：喉痛兮，液门鱼际去疗。

三、《兰江赋》：

1．头部还须寻列缺，痰涎壅塞及咽干。

2．噤口喉风针照海，三棱出血即时安。

四、《席弘赋》：

1．谁知天突治喉风。

2．牙疼腰痛并喉痹，二间阳溪疾怎逃。

3．咽喉最急先百会，太冲照海及阴交。

五、《玉龙歌》：

乳蛾之症少人医，必用金针疾始除，

如若少商出血后，即时安稳免灾危。

六、《胜玉歌》：颔肿喉痹少商前。

七、《长桑君天星秘诀歌》：牙疼头痛兼喉痹，先针二间后三里。

八、《马丹阳天星十二穴治杂病歌》：

1. 内庭，瘾诊[①]咽喉痛。

2. 曲池，喉痹促欲死。

3. 太冲，咽喉并心胀。

第十节 颈项部

一、《百症赋》：

1. 审他项强伤寒，温溜期门而主之。

2. 项强多恶风，束骨相连于天柱。

3. 胸满项强，神藏、璇玑宜试。

二、《通玄指要赋》：

1. 风伤项急，始求于风府。

2. 头项强，承浆可保。

3. 头项痛，拟后溪以安然。

三、《玉龙歌》：

头项强痛难回顾，牙痛并作一般看。

先向承浆明补泻，后针风府即时安。

四、《胜玉歌》：头项强急承浆保。

五、《杂病穴法歌》：

1. 头风目眩项捩强，申脉金门手三里。

2. 二陵二跷与二交，头项手足互相与。

六、《肘后歌》：

或患伤寒热未收，牙关风壅药难投，

① 诊：此处应为“疹”，据《针灸大成·卷三·马丹阳天星十二穴治杂病歌》（明·杨继洲原著，靳贤补辑重编，黄龙祥整理. 针灸大成[M]. 北京：人民卫生出版社. 2012：96）改。

项强反张目直视，金针用意列缺求。

七、《四总穴歌》：头项寻列缺。

第十一节　心　　部

一、《标幽赋》：心胀咽痛，针太冲而必除。

二、《百症赋》：听宫脾俞，祛残心下之悲凄。

三、《兰江赋》：申脉能除寒与热，头风偏正及心惊。

四、《席弘赋》：

1. 心痛手颤少海间，若要除根觅阴市。

2. 阴陵泉治心胸病，针到承山饮食思。

3. 妇人心痛心俞穴。

五、《玉龙赋》：

1. 劳宫大陵，可疗心闷疮痍。

2. 心悸虚烦刺三里。

3. 通里疗心惊而即瘥。

4. 上脘中脘疗九种之心疼。

5. 又若心虚热壅，少冲明于济夺。

六、《灵光赋》：心疼手动针少海，少泽应除心下寒。

七、《通玄指要赋》：

1. 劳宫退胃翻，心痛亦何疑。

2. 抑又闻心胸病，求掌后之大陵。

八、《玉龙歌》：

1. 九种心痛及脾痛，上脘穴内用神针。

2. 胆寒心虚病如何，少冲二穴最功多，
   刺入三分不着艾，金针用后自平和。

3. 小腹胀满气攻心，内庭二穴要先针

4. 心胸之病大陵泻。

5. 口臭之疾最可憎，劳心只力苦多情，

大陵穴内人中泻，心得清凉气自平。

九、《胜玉歌》：

1. 心痛脾痛上脘先。

2. 霍乱心痛吐痰涎，巨阙着艾便安然。

3. 脾心痛急寻公孙。

4. 心热口臭大陵驱。

十、《杂病穴法歌》：

1. 脊间心痛针中渚。

2. 心痛翻胃刺劳官，寒者少泽灸手指。

3. 心痛手颤少海求，若要除根阴市睹。

4. 心痛痞满阴陵泉，针到承山饮食美。

十一、《肘后歌》：

1. 心胸有病少府泻。

2. 刚柔二痉最乖张，口噤眼合面红妆，
热血流入心肺腑，须要金针刺少商。

十二、《马丹阳天星十二穴治杂病歌》：

1. 三里，能通心腹胀。

2. 太冲，咽喉并心胀。

3. 昆仑，暴喘满冲心。

第十二节　肝　　部

一、《玉龙歌》：

肝家血少眼昏花，宜补肝俞力便加，
更把三里频泻动，还光益血自无差。

二、《胜玉歌》：肝血胜兮肝俞泻。

第十三节　脾　　部

一、《标幽赋》：脾冷胃痛泻公孙而立愈。

二、《百症赋》：脾虚谷以不消，脾俞膀胱俞觅。

三、《玉龙赋》：

1. 天枢理感患脾泄之危。

2. 脾虚黄疸，腕骨、中脘何疑。

四、《玉龙歌》：

1. 脾家之症最可怜，有寒有热两相煎，间使二穴针泻动，热泻寒补病俱痊。

2. 九种心痛及脾痛，上脘穴内用神针，若还脾败中腕补，两针神效免灾侵。

3. 脾家之症有多般，致成翻胃吐食难。黄疸亦须寻腕骨，金针必定夺中脘。

4. 脾泄之症别无他，天枢二穴刺休差，此是五脏脾虚疾，艾火多添病不加。

五、《胜玉歌》：

1. 心痛脾痛上脘先。

2. 脾痛背痛中渚泻。

3. 脾心痛极寻公孙。

六、《杂病穴法歌》：脾病气血先合谷，后针三阴针用烧。

七、《长桑君天星秘诀歌》：脾病血气先合谷，后针三阴交莫迟。

第十四节　肺　　部

《肘后歌》：刚柔二痉最乖张，口噤眼合面红妆，

热血流入心肺腑，须要金针刺少商。

第十五节　肾　　部

一、《百症赋》：行间涌泉治消渴之肾竭。

二、《玉龙赋》：

1. 心俞肾俞，治腰肾虚乏之梦遗。

2. 带脉关元多灸，肾败堪攻。

三、《通玄指要赋》：

1. 阴陵开通于水道。

2. 然谷泻肾。

3. 冷痹肾败，取足阳明之土。

四、《玉龙歌》：

1. 肾弱腰痛不可当，施为行止甚非常，若知肾俞二穴处，艾火频加体自康。

2. 肾败腰虚小便频，夜间起止苦劳神，命门若得金针助，肾俞艾灸起邅迍。

3. 肾强疝气发甚频，气上攻心似死人，关元并刺大敦穴，此法亲传始得真。

4. 肾气冲心得几时，须用金针疾自除，若得关元并带脉，四海谁不仰名医。

五、《胜玉歌》：肾败腰痛小便频，督脉两旁肾俞除。

第十六节　胆　　部

《玉龙歌》：

1. 胆寒心虚病如何，少冲二穴最功多，深入三分不着艾，金针用后自平和。

2. 胆寒由是怕惊心，遗精白浊实难禁，夜梦鬼交心俞治，白环俞治一般针。

第十七节　胃　　部

一、《标幽赋》：脾冷胃疼泻公孙而立愈。

二、《百症赋》：

1. 胃冷食而难化，魂门胃俞堪责。

2. 中脘主乎积滞。

三、《席弘赋》：胃中有积刺璇玑，三里功多人不知。

四、《玉龙赋》：

1. 风门主伤冒寒邪之嗽。

2. 欲调饱满之气逆，三里可胜。

3. 中魁退翻胃而即愈①。

五、《通玄指要赋》：劳宫退翻胃心痛亦何疑。

六、《玉龙歌》：

1. 若患翻胃并吐食，中魁奇穴莫教偏。

2. 脾家之症有多般，致成翻胃吐食难。
　黄疸亦须寻腕骨，金针必定夺中脘。

七、《胜玉歌》：胃冷下脘却为良。

八、《杂病穴法歌》：心痛翻胃刺劳宫，寒者少泽灸手指。

九、《肘后歌》：

1. 中满如何去得根，阴包如刺效如神，
　不论老幼依法用，须教患者便抬身。

2. 中脘回还胃气通。

十、《长桑君天星秘诀歌》：若是胃中停宿食，后寻三里起璇玑。

十一、《马丹阳天星十二穴治杂病歌》：

1. 三里，善治胃中寒。

---

① 愈：原为“俞”，据《针灸大成·卷二·玉龙赋》（明代杨继洲原著，靳贤补辑重编，黄龙祥整理．针灸大成[M]．北京：人民卫生出版社．2012：64）改。

2. 内庭，虚疾不能食。

3. 通里，虚则不能食。

十二、《行针指要歌》：或针吐，中脘气海膻中补，翻胃吐食一般医。

第十八节　胸　　部

一、《标幽赋》：胸满腹痛刺内关。

二、《百症赋》：

1. 建里内关扫尽胸中之苦闷。

2. 胸胁支满何疗，章门不容细寻。

3. 膈疼饮蓄难禁，膻中巨阙便针。

4. 胸满更加噎塞，中府意舍所行。

5. 胸膈停留瘀血，肾俞巨髎宜征。

6. 胸满项强，神藏璇玑宜试。

三、《兰江赋》：

1. 胸中之病内关担。

2. 申脉能除寒与热，头风偏正及心惊，耳鸣鼻衄胸中满，好把金针此穴寻。

四、《席弘赋》：阴陵泉治心胸满，针到承山饮食思。

五、《通玄指要赋》：

1. 胸结身黄，取涌泉而即可。

2. 期门罢胸满血膨而可已。

3. 抑又闻心胸病，求掌后之大陵。

六、《玉龙歌》：心胸之病大陵泻，气攻胸腹一般针。

七、《杂病穴法歌》：心胸痞满阴陵泉，针到承山饮食美。

八、《肘后歌》：

1. 心胸有病少府泻。

2. 伤寒痞气结胸中，两目昏黄汗不通，涌泉妙穴三分许，速使周身汗自通。

九、《长桑君天星秘诀歌》：胸膈痞满先阴交，针到承山饮食美。

第十九节 腹 部

一、《标幽赋》：胸满腹痛刺内关。

二、《百症赋》：腹内肠鸣，下脘陷谷能平。

三、《兰江赋》：脐下公孙用法拦。

四、《席弘赋》：肚痛须是公孙妙，内关相应必然瘳。

五、《玉龙赋》：

1. 肚病秘结，大陵合外关支沟。
2. 内庭临泣，理小腹之胀。
3. 取内关于照海，医腹疾之块。

六、《灵光赋》：中脘下脘治腹坚。

七、《通玄指要赋》：

1. 腹膨而胀，夺内庭以休迟。
2. 连脐腹痛，泻足少阴之水。

八、《玉龙歌》：

1. 腹中气块痛难当，穴法宜向内关防，
   八法有名阴维穴，腹中之疾永安康。
2. 腹中疼痛亦难当，大陵外关可消详。
3. 小腹胀满气攻心，内庭二穴要先针。
4. 水病之疾最难熬，腹满虚胀不肯消，
   先灸水分并水道，后针三里及阴交。

九、《胜玉歌》：

1. 腹痛闭结支沟穴。
2. 腹胀水分多得力。

十、《杂病穴法歌》：

1. 腹痛公孙内关尔。
2. 泄泻肚腹诸般疾，三里内庭功无比。

十一、《肘后歌》：

1. 脐腹有病曲泉针。

2. 伤寒腹痛虫寻食，吐蛔乌梅可难攻，

   十日九日必定死，中脘回还胃气通。

十二、《长桑君天星秘诀歌》：肚痛浮肿胀膨膨，先针水道泻建里。

十三、《马丹阳天星十二穴治杂病歌》：三里，能通心腹胀。

十四、《四总穴歌》：肚腹三里留。

第二十节　背脊部

一、《百症赋》：

1. 背连腰痛，白环委中曾经。

2. 脊强兮水道筋缩。

二、《席弘赋》：

1. 手连肩脊痛难忍，合谷针时要太冲。

2. 更有三间肾俞妙，善除肩背浮风劳。

3. 久患伤寒肩背痛，但针中渚得其宜。

三、《玉龙赋》：

1. 肩脊痛兮，五枢兼于背缝。

2. 人中委中，除腰背痛闪之难制。

四、《通玄指要赋》：

1. 人中除脊膂之强痛。

2. 肩背患，责肘前之三里。

3. 脊间心后者，针中渚而立痊。

五、《玉龙歌》：

1. 强痛脊背泻人中，挫闪腰酸亦可攻。

2. 肩背风气连臂痛，背缝二穴用针明，

   忽然咳嗽腰背痛，身柱由来灸便轻。

六、《胜玉歌》：

1. 脾痛背痛中渚泻。

2. 臂痛背痛针三里。

七、《杂病穴法歌》：腰痛环跳委中神，若连背痛昆仑试。

八、《肘后歌》：

1. 肩背诸疾中渚下。

2. 腰背若患挛急风，曲池一寸五分攻。

九、《马丹阳天星十二穴治杂病歌》：委中，腰痛不能举，沉沉引脊梁。

十、《四总穴歌》：腰背委中求。

第二十一节 胁肋部

一、《标幽赋》：胁疼肋痛针飞虎。

二、《百症赋》：

1. 久知胁肋疼痛，气户华盖有灵。

2. 胸胁支满何疗，章门不用细寻。

三、《通玄指要赋》：胁下肋边者，刺阳陵而即止。

四、《玉龙歌》：若是胁痛并闭结，支满奇妙效非常。

五、《杂病穴法歌》：

1. 胁痛只须阳陵泉。

2. 脚连胁腋痛难当，环跳阳陵泉内杵。

六、《肘后歌》：

1. 胁肋腿疼后溪妙。

2. 伤寒痞结胁积痛，宜用期门见深功。

3. 两足两胁满难伸。飞虎神灸七分到。

第二十二节 乳 部

一、《百症赋》：肩井乳痈而极效。

二、《席弘赋》：气刺两乳求太渊，未应之时泻列缺。

三、《王龙赋》：妇人乳肿，少泽与太阳之可推。

四、《灵光赋》：气刺两乳求太渊。

五、《玉龙歌》：

妇人吹乳痛难消，吐血风痰稠似胶，

少泽穴内明补泻，应时神效气能调。

六、《杂病穴法歌》：太渊列缺穴相连，能祛气痛刺两乳。

第二十三节　腰　　部

一、《百症赋》：背连腰痛，白环委中曾经。

二、《席弘赋》：

1. 委中专治腰间痛。

2. 气滞腰痛不能立，横骨大都宜救急。

3. 耳内蝉鸣腰欲折，膝下明存三里穴，
   若能补泻五会间，且莫向人容易说。

4. 牙痛腰痛并咽痹，二间阳溪疾怎逃。

5. 委中腰痛脚挛急，取得其经血自调。

6. 腰连胯痛大便急，必于三里攻其隘。

三、《玉龙赋》：人中委中除腰脊疼闪之难制。

四、《灵光赋》：五般腰痛委中安。

五、《通玄指要赋》：

1. 肾俞把腰疼而泻尽。

2. 腰脚疼在委中而已矣。

六、《玉龙歌》：

1. 强痛脊背泻人中，挫闪腰酸亦可攻，
   更有委中之一穴，腋间诸疾任君攻。

2. 肾弱腰痛不可当，施为行止甚非常，
   若知肾俞二穴处，艾火频加体自康。

3. 五枢亦治腰间痛，得穴方知病顿轻。

4. 忽然咳嗽腰背痛，身柱由来灸便轻。

七、《胜玉歌》：

1. 腰痛中空(中髎)穴最奇。

2. 肾败腰痛小便频，督脉两旁肾俞除。

八、《杂病穴法歌》：

1. 腰痛环跳委中神，若连背痛昆仑试。

2. 腰连腿痛腕骨升，三里降下随拜跪。

3. 腰连脚痛怎生医，环跳行间与风市。

九、《肘后歌》：

1. 腰膝强痛交信凭。

2. 腰背若患挛急风，曲池一寸五分攻。

3. 腰腿疼痛十年春，应针环跳便惺惺，
大都引气探根本，服药寻方枉费金。

4. 腰软如何去得根，神妙委中立见效。

十、《长桑君天星秘诀歌》：耳鸣腰痛先五会，次针耳门三里内。

十一、《马丹阳天星十二穴治杂病歌》：

1. 委中，腰痛不能举，沉沉引脊梁。

2. 承山，善治腰疼痛。

3. 太冲，亦能疗腰痛。

4. 昆仑，转筋腰尻痛。

5. 环跳，折腰莫能顾。

十二、《四总穴歌》：腰背委中求。

第二十四节　上肢部

一、《标幽赋》：肩井曲池，甄权刺臂痛而复射。

二、《百症赋》：且如两臂顽麻，少海就傍于三里。

三、《席弘赋》：

1. 手连肩脊痛难忍，合谷针时要太冲。

2. 曲池两手不如意，合谷下针宜细仔。

3. 心痛手颤少海间，若要除根寻阴市。

4. 五般肘痛寻尺泽，太渊针后却收功。

5. 手足上下针三里，食癖气块凭此取。

6. 久患伤寒肩臂痛，但针中渚得其宜。

7. 肩上痛连脐不休，手中三里便须求，
   下针麻重即须泻，得气之时不用留。

四、《玉龙赋》：

1. 腕骨疗手腕之难移。

2. 肩脊痛兮，五枢兼于背缝。

3. 肘挛痛兮，尺泽合于曲池。

4. 风湿传于两肩，肩髃可疗。

5. 手臂红肿，中渚液门要辨。

6. 肩井除臂痛如拿。

五、《灵光赋》：

1. 心痛手颤针照海。

2. 五指不伸中渚取。

六、《通玄指要赋》：

1. 但见两肘之拘挛，仗曲池而平扫。

2. 四肢之懈惰凭照海以消除。

3. 尺泽去肘痛筋紧。

4. 肩井除两臂难任。

5. 肩背患，责肘前之三里。

七、《玉龙歌》：

1. 腕中无力痛艰难，握物难移体不安，
   腕骨一针虽见效，莫将补泻等闲看。

2. 两臂急痛气攻胸，肩井分明穴可攻，
   此穴原来真气衰，补多泻少应其中。

3. 肩背风气连臂疼，背缝二穴用针明。

4. 两肘拘挛筋骨连，艰难动作欠安然，
   只将曲池针泻动，尺泽兼行见圣传。
5. 肩端红肿疼难当，寒湿相争气血旺，
   若向肩髃明补泻，管君多灸自安康。
6. 筋急不开手难伸，尺泽从来要认真。
7. 手臂红肿连腕痛，液门穴内用针明，
   更将一穴名中渚，多泻中间疾自轻。
8. 劳官穴在掌中寻，满手生疮痛不禁。

八、《胜玉歌》：

1. 尺泽能医筋拘挛。
2. 两手酸痛难执物，曲池合谷共肩髃。
3. 臂痛背痛针三里。

九、《杂病穴法歌》：

1. 二陵二跷与二交，头项手足互相与，
   两井两商二三间，手上诸风得其所。
2. 手指连肩相引痛，合谷太阳能救苦。

十、《肘后歌》：

1. 肩背诸疾中渚泻下。
2. 更有手臂拘挛急，尺泽刺深去不仁。

十一、《长桑君天星秘诀歌》：

1. 手臂挛痹取肩髃。
2. 指痛挛急少商好。

十二、《马丹阳天星十二穴治杂病歌》：

1. 内庭，能治四肢厥。
2. 曲池，善治肘中痛，偏风手不收。
   挽弓开不得，筋缓莫梳头。
3. 通里，实则四肢重。

第二十五节　下 肢 部

一、《标幽赋》：悬钟环跳，华佗刺躄足而立行。

二、《百症赋》：后溪环跳，腿痛刺而即轻。

三、《席弘赋》：

1. 脚膝肿时寻至阴。

2. 最是阳陵泉一穴，膝间疼痛用针烧。

3. 委中腰痛脚挛急，取得其经血自调。

4. 脚痛膝肿针三里，悬钟二陵三阴交，
   更向太冲须引气，指头麻木自轻飘。

5. 髋骨腿疼三里泻。

四、《玉龙赋》：

1. 脚气连延，里、绝、三交。

2. 风市阴市，驱腿脚之乏力。

3. 阴陵阳陵，除膝肿之难熬。

4. 绝骨三里阴交，脚气宜此。

5. 商丘解溪丘墟，脚痛堪追。

6. 太溪昆仑申脉，最疗足肿之迍。

7. 腿脚肿痛，针髋骨膝关膝眼。

8. 行步艰楚，刺三里中封太冲。

9. 腿风湿痛，居髎兼环跳于委中。

五、《灵光赋》：

1. 两足拘挛寻阴市。

2. 治喘脚痛昆仑愈。

3. 后跟痛在仆参求。

4. 足掌下去寻涌泉。

5. 阴跷阳跷两踝边，脚气四穴先寻取，阴陵阳陵亦主之。

6. 阴跷阳跷足三里，诸穴一般治脚气。

六、《通玄指要赋》：

1. 且如行步难移，太冲最奇。

2. 四肢之懈惰，凭照海以消除。

3. 大抵脚腕痛，昆仑解愈。

4. 股膝痛，阴市能医。

5. 行间治膝肿目疾。

6. 髋骨将腿痛以祛残。

7. 腰脚痛在委中而已矣。

七、《玉龙歌》：

1. 环跳能治腿股风，居髎二穴认真攻，
委中毒血更出尽，愈见医科神圣功。

2. 腿膝无力身立难，原因风湿致伤残，
倘知二市穴能灸，步履悠然渐自安。

3. 髋骨能医两腿痛，膝头红不能行，
必针膝眼膝关穴，功效须臾病不生。

4. 寒湿脚气不可熬，先针三里及阴交，
再将绝骨穴兼刺，肿痛顿时立见消。

5. 肿红腿足草鞋风，须把昆仑二穴攻，
申脉太溪如再刺，神医妙诀起疲癃。

6. 脚背痛起丘墟穴，斜针出血即时轻，
解溪再与商丘识，补泻行针要辨明。

7. 行步艰难疾转加，太冲二穴效堪夸，
更针三里中封穴，去病如同用手爪。

8. 膝盖红肿鹤膝风，阳陵二穴亦堪攻，
阴陵针透尤收效，红肿全消见异功。

9. 两足有水临泣泻，无水方能病不侵。

八、《胜玉歌》：

1. 髀痛要针肩井穴。

2. 行间可治膝肿病。

3. 若人行走苦艰难，中封太冲针便痊。

4. 脚背痛时商丘刺。

5. 委中驱疗脚风缠。

6. 腿股转酸难移步，妙穴说与后人知，
环跳风市及阴市，泻却金针病自除。

7. 热疮臁内年年发，血海寻来可治之，
两膝无端肿如斗，膝眼三里艾当施。
两段转筋承山刺，脚气复溜不须疑，
踝跟骨痛灸昆仑，更有绝骨共丘墟。

九、《杂病穴法歌》：

1. 二陵二跷与二交，头项手足互相与。

2. 腰连脚痛腕骨升，三里降下随拜跪。

3. 腰连脚痛怎生医，环跳行间与风市。

4. 脚膝肿痛羡行间，三里申脉金门侈。

5. 脚若转筋眼发花，然谷承山法自古。

6. 两足难移先悬钟，条口针后能步履。

7. 两脚酸麻补太溪，仆参内庭盘跟楚。

8. 脚连肋腋痛难当，环跳阳陵泉内杵。
冷风湿痹针环跳，阳陵三里烧针尾。

十、《肘后歌》：

1. 腿脚有疾风市寻。

2. 腰膝强痛交信凭。

3. 胁肋腿痛后溪妙。

4. 股膝肿起泻太冲。

5. 鹤膝肿痛难移步，尺泽能舒筋骨痛。
更有一穴曲池妙，根寻源流可调停。

6. 久患若要使安愈，加以风府可用针。

7. 腰腿疼痛十年春，应针环跳便惺惺。
大都引起探根本，服药寻方枉费金。

8. 脚膝经年痛不休，内外踝边用意求。

穴号昆仑并吕细，应时消散即时瘳。

9. 两足两胁满难伸，飞虎神灸七分到。

十一、《长桑君天星秘诀歌》：

1. 脚若转筋并眼花，先针承山次内踝，

脚气酸痛肩井先，次寻三里阳陵泉。

2. 足缓难行先绝骨，次寻条口及冲阳。

3. 冷风湿痹针何处，先取环跳次阳陵。

十二、《马丹阳天星十二穴治杂病歌》：

1. 三里，腿肿膝胻酸。

2. 委中，膝头难伸屈。

3. 承山，脚气并膝肿，辗转战疼酸。

4. 太冲，两足不能行。

5. 昆仑，举步行不得，一动即呻吟。

6. 环跳，冷风并湿痹，腿胯连腨痛，转侧重欷歔。

7. 阳陵，膝肿并麻木。冷痹及偏风，举足不能起，坐卧似衰翁。

8. 通里，实则四肢肿。

第二章　按病证配穴类编

第一节　伤寒门

一、《百症赋》：审他项强伤寒，温溜期门而主之。

二、《兰江赋》：

1. 伤寒在表并头痛，外关泻动自然安。

2. 更有伤寒真妙诀，三阴须要刺阳经，

无汗更将合谷补，复溜穴泻好施针。

倘若汗多流不绝，合谷收补效如神。

四日太阴宜细辨，公孙照海一同行，

再用内关施截法，七日期门妙用针。

但治伤寒皆用泻，要知素问坦然明。

三、《席弘赋》：

1. 但患伤寒两耳聋，金门听会疾如风。

2. 期门穴主伤寒患，六日过经犹未汗。

3. 风府风池寻得到，伤寒百病一时消，

阳明二日寻风府，呕吐还须上脘疗。

4. 久患伤寒肩背痛，但针中渚得其宜。

四、《玉龙赋》：

1. 期门刺伤寒未解，经不再传。

2. 伤寒无汗攻复溜宜泻。

3. 伤寒有汗，取合谷当随。

五、《灵光赋》：伤寒过经期门愈。

六、《玉龙歌》：

1. 无汗伤寒泻复溜，汗多宜将合谷收，

茫然六脉皆细微，金针一补脉还浮。

2. 伤寒过经犹未解，须向期门穴上针。

七、《杂病穴法歌》：伤寒一日刺风府，阴阳分经次第取。【附注】一日太阳风府，二日阳明内庭，三日少阳临泣，四日太阴隐白，五日少阴太溪，六日厥阴中封。在表刺三阳经，在里刺三阴经，六日过经未汗，刺期门、三里，惟阳症灸关元穴最为妙。

八、《肘后歌》：

1. 或患伤寒热未收，牙关风壅药难投，

项强反张目直视，金针用意列缺求。

伤寒四肢厥逆冷，脉气无时仔细寻。

神奇妙穴真有二，复溜半寸顺骨行。

四肢回还脉气浮，须晓阴阳倒换术，

寒则须补绝骨是，热则绝骨泻无忧，

脉若浮洪当泻解，沉细之时补便瘳。

2. 百合伤寒最难医，妙法神针用意推，
   口噤眼合药不下，合谷一针效甚奇。

3. 狐惑伤寒满口疮，须下黄连犀角汤，
   虫在脏腑食肌肉，须要金针刺地仓。

4. 伤寒腹痛虫寻食，吐蛔乌梅可用攻，
   十日九日必定死，中脘回还胃气通。

5. 伤寒痞气绕胸中，两目昏黄汗不通，
   涌泉妙穴三分许，速使周身汗自通。

6. 伤寒痞结胸积痛，宜用期门见深功，
   当汗不汗合谷泻，自汗发黄复溜凭。

九、《长桑君天星秘诀歌》：伤寒过经不出汗，期门通里先后看。

十、《马丹阳天星十二穴治杂病歌》：三里，伤寒羸瘦损。

第二节　中风门

一、《标幽赋》：中风环跳而宜刺。

二、《百症赋》：半身不遂，阳陵速达于曲池。

三、《席弘赋》：冷闭冷痹痛难愈，环跳腰俞针与烧。

四、《玉龙赋》：原夫卒暴中风，顶门百会。

五、《玉龙歌》：

1. 中风不语最难医，发际顶门穴要知，
   更向百会明补泻，即时甦醒免灾危。

2. 中风之症症非轻，中冲二穴可安宁，
   先补后泻如无应，再针人中立便轻。

六、《胜王歌》：泻却人中及颊车，治疗中风口吐沫。

七、《马丹阳天星十二穴治杂病歌》：曲池，偏风手不收。

八、《行针指要歌》：或针风，先向风府百会中。

第三节 伤风门

一、《玉龙歌》：

伤风不解嗽频频，久不医时痨便成，

咳嗽须针肺俞穴，痰多宜向丰隆寻。

二、《通玄指要赋》：风伤项急，始求于风府。

第四节 破伤风门

《肘后歌》：

打扑伤损破伤风，先于痛处下针攻，

后向承山立作效，甄权留下意无穷。

第五节 热病门

一、《百症赋》：

1. 热病汗不出，大都更接于经渠。

2. 发热仗少冲曲池之津。

二、《玉龙赋》：

1. 壅热盛乎三焦，关冲最宜。

2. 又若心虚热壅，少冲明于济夺。

三、《马丹阳天星十二穴治杂病歌》：曲池，发热更无休。

第六节 内伤门

一、《席弘赋》：手足上下针三里，食癖气块凭此取。

二、《玉龙赋》：取内关于照海，医腹疾之块。

三、《杂病穴法歌》：

1. 内伤食积针三里，璇玑相应块亦消。

2. 一切内伤内关穴，痰火积块退烦潮。

第七节　吐 血 门

一、《灵光赋》：吐血定喘补尺泽。

二、《玉龙歌》：

妇人吹乳疼难消，吐血风痰稠似胶，

少泽穴内明补泻，应时神效气能调。

第八节　血 虚 门

《百症赋》：

少商曲泽，血虚口渴同施。

第九节　怔 忡 门

一、《百症赋》：惊悸怔忡，取阳交解溪勿误。

二、《兰江赋》：申脉能治寒与热，头风偏正及心惊。

三、《玉龙赋》：

1. 心悸虚烦针三里。

2. 通里疗心悸而即瘥。

四、《玉龙歌》：

1. 连日虚烦面红妆，心中惊悸亦难当，
   若须通里穴寻得，一用金针体便康。

2. 胆寒由是怕心惊，遗精白浊实难禁，
   但梦鬼交心俞治，白环俞治一般针。

五、《马丹阳天星十二穴治杂病歌》：通里，懊憹怔忡。

第十节 痨瘵门

一、《标幽赋》：虚损天枢而可取。

二、《百症赋》：痨瘵传尸，趋魄户膏肓之路。

三、《玉龙赋》：

1. 膏肓朴虚劳。

2. 涌泉关元丰隆，为治尸痨之例。

四、《通玄指要赋》：三里却五痨之羸瘦，华佗言斯。

五、《玉龙歌》：

1. 膏肓二穴能治痨，此穴原来难度量，
   斯穴禁针多着艾，二十一壮亦无妨。

2. 传尸痨病最难医，涌泉出血免灾危。

六、《胜玉歌》：经年或变劳怯者，痞满脐旁章门决。

七、《行针指要歌》：

1. 或针劳，须向膏肓及百劳。

2. 或针虚，气海丹田委中奇。

第十一节 痰饮门

一、《兰江赋》：头部须还寻列缺，痰涎壅盛及咽干。

二、《玉龙赋》：

1. 咳嗽风痰，太渊列缺宜刺。

2. 丰隆肺俞，痰嗽称奇。

三、《灵光赋》：天突宛中治痰喘。

四、《通玄指要赋》：咳嗽寒痰，列缺堪治。

五、《玉龙歌》：

1. 偏正头痛有两般，有无痰饮须推观，
   若然痰饮风池刺，倘无痰饮合谷安。

2. 寒痰咳嗽更兼风，列缺两穴最堪攻，
先把太渊一穴泻，多加艾火即收功。
3. 妇人吹乳痛难消，吐血风痰稠似胶，
少泽穴内明补泻，应时神效气能调。
4. 痰多宜向丰隆寻。
5. 痰多须向丰隆泻。
6. 吼喘之症嗽痰多，若用金针疾自和，
俞府乳根一样刺，气喘风痰渐渐磨。
六、《胜玉歌》：若是痰涎并咳嗽，治却须当灸肺俞。
七、《杂病穴法歌》：一切内伤内关穴，痰火积块退烦潮。
八、《马丹阳天星十二穴治杂病歌》：列缺，痰涎壅上。
九、《行针指要歌》：或针痰，先针中脘三里间。

第十二节 咳嗽门

一、《标幽赋》：体热劳嗽而泻魄户。
二、《百症赋》：咳嗽连声，肺俞须迎天突穴。
三、《席弘赋》：冷嗽先宜补合谷，却须针泻三阴交。
四、《玉龙赋》：
1. 乳根俞府疗嗽气痰喘。
2. 咳嗽风痰，太渊列缺宜刺。
3. 身柱蠲嗽。
4. 风门主伤冒寒邪之嗽。
5. 天突膻中医喘嗽。
五、《通玄指要赋》：咳嗽寒痰，列缺堪治。
六、《玉龙歌》：
1. 寒痰咳嗽更兼风，列缺二穴最堪攻，
先把太渊一穴泻，多加艾火即收功。
2. 忽然咳嗽腰脊酸，身柱由来灸便轻。

3. 咳嗽须针肺俞穴，痰多宜向丰隆寻。

4. 腠理不密咳嗽频，鼻流清涕气昏沉，
须知喷嚏风门穴，咳嗽宜加艾火深。

5. 吼喘之症嗽痰多，须用金针疾自和，
俞府乳根一样刺，气喘风痰渐渐磨。

七、《胜玉歌》：若是痰涎并咳嗽，治却须当灸肺俞。

八、《杂病穴法歌》：冷嗽只宜补合谷，三阴交泻即时住。

九、《行针指要歌》：或针嗽，肺俞风门须用灸。

第十三节 哮 喘 门

一、《席弘赋》：虚喘须寻三里中。

二、《玉龙赋》：

1. 乳根俞府疗嗽气痰哮。

2. 尪羸喘促，璇玑气海当知。

3. 天突膻中医喘嗽。

三、《灵光赋》：

1. 天突宛中治喘痰。

2. 治喘脚痛昆仑愈。

3. 吐血定喘补尺泽。

四、《玉龙歌》：

1. 气喘丹田亦可施。

2. 哮喘之症最难当，夜间不睡气遑遑，
天突妙穴宜寻得，膻中着艾便安康。

3. 气喘急急不可眠，何当日夜苦忧煎，
若得璇玑针泻动，更取气海自安然。

4. 吼喘之症嗽痰多，若用金针疾自和，
俞府乳根一样刺，气喘风痰渐渐磨。

5. 忽然气喘攻胸膈，三里泻多须用心。

五、《肘后歌》：哮喘发来寝不得，丰隆刺入三分除。

六、《杂病穴法歌》：喘急列缺足三里。

七、《马丹阳天星十二穴治杂病歌》：昆仑，暴喘满冲心。

第十四节 噎膈门

一、《席弘赋》：

腰连胯痛急必大，便于三里攻其隘，

下针一泻三补之，气上攻噎只管在，

噎不住时气海灸，定泻一时立便瘥。

二、《胜玉歌》：噎气吞酸食不投，膻中七壮除膈热。

三、《杂病穴法歌》：呕噎阴交不可饶。

第十五节 霍乱门

一、《百症赋》：中邪霍乱，寻阴谷三里之程。

二、《胜玉歌》：霍乱心疼吐痰涎，巨阙着艾便安然。

三、《杂病穴法歌》：霍乱中脘可入深，三里内庭泻几许。

四、《马丹阳天星十二穴治杂病歌》：承山，霍乱及转筋。

第十六节 呕吐门

一、《百症赋》：烦心呕吐，幽门开彻玉堂明。

二、《席弘赋》：阳明二日寻风府，呕吐还须上脘疗。

三、《玉龙歌》：头风呕吐眼昏花，穴取神庭始不差。

四、《杂病穴法歌》：汗吐下法非有他，合谷内关阳交杵。

五、《行针指要歌》：或针吐，中脘气海膻中补。

第十七节　泄 泻 门

一、《玉龙赋》：天枢理感患脾泄之危。

二、《胜玉歌》：肠鸣大便时泄泻，脐旁二寸灸天枢。

三、《杂病穴法歌》：泄泻肚腹诸般疾，三里内庭功无比。

四、《马丹阳天星十二穴治杂病歌》：三里，肠鸣并泄泻。

第十八节　下 痢 门

一、《百症赋》：中脘主乎积痢。

二、《灵光赋》：百会龟尾治痢疾。

三、《杂病穴法歌》：痢疾合谷三里宜，甚者必须兼中膂。

第十九节　疟 疾 门

一、《百症赋》：寒疟兮，商阳、大溪验。

二、《玉龙赋》：

1. 间使勦疟疾。

2. 时疫痎疟寻后溪。

三、《通玄指要赋》：疟生寒兮，仗间使以扶持。

四、《玉龙歌》：

时行疟疾最难禁，穴法由来未审明，

若把后溪穴寻得，多加艾火即时轻。

五、《胜玉歌》：五疟寒多热更多，间使大椎真妙穴。

六、《肘后歌》：

1. 疟疾寒热真可畏，须知虚实可用意，

间使宜透支沟中，大椎七壮合圣治，

连日频频发不休。金门刺深七分是。

2. 疟疾三日得一发，先寒后热无他语，

寒多热少取复溜，热多寒少用间使。

七、《杂病穴法歌》：疟疾素问分各经，危氏刺指舌红紫。

八、《长桑君天星秘诀歌》：寒疟面肿及肠鸣，先取合谷后内庭。

九、《马丹阳天星十二穴治杂病歌》：合谷，疟疾热还寒。

第二十节　黄 疸 门

一、《百症赋》：治疸消黄，谐后溪劳宫而看。

二、《玉龙赋》：

1. 至阳却疸。

2. 脾虚黄疸，腕骨中脘何疑。

三、《通玄指要赋》：

1. 胸结身黄，取涌泉而即可。

2. 固知腕骨却黄。

四、《玉龙歌》：

1. 至阳亦治黄疸病，先补后泻效分明。

2. 黄疸亦须寻腕骨，金针必定夺中脘。

五、《胜玉歌》：黄疸至阳便能离。

第二十一节　肿 胀 门

一、《标幽赋》：刺偏历利小便。医大人水蛊。

二、《百症赋》：

1. 原夫面肿虚浮，须仗水沟前顶。

2. 阳谷侠溪，颔肿口噤并治。

3. 委阳天池，腋肿针而速散。

4. 阴陵水分，去水肿之脐盈。

三、《席弘赋》：水肿水分并气海，皮内随针气自消。

四、《玉龙赋》：

1. 耳聋腮肿，听会偏高，

2. 阴交水分三里，蛊胀宜刺。

五、《灵光赋》：

1. 复溜治肿如神医。

2. 足掌下去寻涌泉。此法千金莫妄传，

此穴多治妇人疾，男蛊女孕两病痊。

3. 水肿水分灸即安。

六、《通玄指要赋》：

1. 阴陵开通于水道。

2. 腹臌而胀，夺内庭以休迟。

七、《玉龙歌》：

1. 小腹胀满气攻心，内庭二穴更先针。

2. 水病之疾最难熬，腹满虚胀不肯消，

先灸水分并水道，后针三里及阴交。

八、《胜玉歌》：

1. 颔肿喉闭少商前。

2. 腹胀水分多得力。

九、《杂病穴法歌》：

1. 牙风面肿颊车神，合谷临泣泻不数。

2. 水肿水分与复溜，胀满中脘三里揣。

十、《肘后歌》：股膝肿起泻大冲。

十一、《长桑君天星秘诀歌》：肚腹浮肿胀膨膨，先针水分泻建里。

十二、《马丹阳天星十二穴治杂病歌》：三里，气虚及诸般。

十三、《行针指要歌》：或针水，水分侠脐上边取。

第二十二节　气痞门

一、《标幽赋》：心下痞满二井主。

二、《灵光赋》：治气上壅足三里。

三、《胜玉歌》：

1. 经年或变劳怯者，痞满脐旁章门决。

2. 诸般气症从何治，气海针之灸亦宜。

四、《杂病穴法歌》：心胸痞满阴陵泉，针到承山饮食美。

五、《肘后歌》：

1. 伤寒痞气结胸中，两目昏黄汗不通，
涌泉妙穴三分许，速使周身汗自通。

2. 伤寒痞结胁积痛，宜刺期门见深功。

3. 飞虎一穴通痞气，祛风引气使安宁。

六、《行针指要歌》：或针气，腹中一穴分明记。

第二十三节 汗病门

一、《标幽赋》：泻阴郄止盗汗，治小儿骨蒸。

二、《百症赋》：

1. 热病汗不止，大都更接予经渠。

2. 阴郄后溪治盗汗之多出。

三、《玉龙赋》：百劳止虚汗。

四、《玉龙歌》：

满身发热痛为虚，盗汗淋淋渐损躯，
须得百劳椎骨穴，金针一刺疾俱除。

五、《杂病穴法歌》：汗吐下法非有他，合谷内关阴交杵。

六、《肘后歌》：

1. 狂言盗汗如见鬼，惺惺间使便下针。

2. 伤寒痞气结胸中，两目昏黄汗不通，
涌泉妙穴三分许，速使周身汗自通。

3. 伤寒痞结胁积痛，宜用期门见深功，
当汗不汗合谷泻，自汗发黄复溜凭。

第二十四节　癫痫门

一、《标幽赋》：用大钟治心内之呆痴。

二、《百症赋》：

1. 发狂奔走，上脘同起于神门。

2. 癫疾必身柱本神之令。

3. 风痫常发，神道须还心俞宁。

三、《兰江赋》：后溪专治督脉病，癫狂此穴治还轻。

四、《席弘赋》：

1. 鸠尾能治五般痫，若下涌泉人不死。

2. 人中治癫功最高，十三鬼穴不须饶。

五、《玉龙赋》：

1. 神门治呆痴笑咷。

2. 鸠尾针癫痫已发，慎其妄施。

六、《灵光赋》：水沟间使治邪癫。

七、《通玄指要赋》：

1. 神门去心性之呆痴。

2. 痫发癫狂兮，凭后溪而疗理。

八、《玉龙歌》：

1. 痴呆之症不堪亲，不识尊卑枉骂人，
神门独治痴呆病，转手骨开得穴真。

2. 鸠尾独自五般痫，此穴须当仔细观，
若然着艾宜七壮，多则伤人针亦难。

九、《胜玉歌》：后溪鸠尾及神门，治疗五痫立便痊。

十、《杂病穴法歌》：

劳官能治五般痫，更刺涌泉疾若挑，
神门专治心痴呆，人中间使祛癫妖。

十一、《肘后歌》：狂言盗汗如见鬼，惺惺间使便下针。

十二、《长桑君天星秘诀歌》：如中鬼邪先间使。

【附】《孙思邈针十三鬼穴歌》：

百邪为疾状癫狂，十三鬼穴须推详。
一针人中鬼宫穴，二针鬼信取少商，
鬼垒三针为隐白，鬼心四针大陵岗，
申脉五针通鬼路，风府六针鬼枕床，
七针鬼床颊车穴，八针鬼市闹承浆，
九针劳宫钻鬼窟，十刺上星登鬼堂，
十一鬼藏会阴取，玉门头上刺娇娘，
十二曲池淹鬼腿，十三鬼封舌下藏，
出血须令舌不动，更加间使后溪良。
男先针左女先右，能令鬼魔立刻降。

第二十五节　痉 厥 门

一、《百症赋》：痉病非颅息而不愈。

二、《玉龙赋》：要起六脉沉匿，复溜称神。

三、《通玄指要赋》：以见越人起尸厥于维会，随手而甦。

四、《杂病穴法歌》：尸厥百会一穴美，更针隐白效昭昭。

五、《胜玉歌》：

刚柔二痉最乖张，口噤眼合面红妆，
热血流入心肺府，须用金针刺少商。

第二十六节　消 渴 门

《百症赋》：

1. 少商曲泽，血虚口渴同施。
2. 行间涌泉，去消渴之肾竭。

第二十七节 瘰疬门

一、《百症赋》：五里臂臑，生疬疮而能治。

二、《玉龙赋》：天井治瘰疬瘾疹。

三、《玉龙歌》：

1. 耳聋气闭痛难言，须刺翳风穴始痊，
   亦治项上生瘰疬，下针泻动即安然。
2. 如今瘾疹诸多般，好手医人治亦难，
   天井二穴多着艾，纵生瘰疬灸皆安。

四、《胜玉歌》：瘰疬少海天井边。

第二十八节 瘾疹门

一、《玉龙赋》：天井，治瘰疬瘾疹。

二、《玉龙歌》：

如今瘾疹诸多般，好手医人治亦难，
天井二穴多着艾，纵生瘰疬灸皆安。

三、《马丹阳天星十二穴治杂病歌》：内庭，瘾疹咽喉痛。

第二十九节 瘿气门

《百症赋》：瘿气须求浮白。

第三十节 痃癖门

一、《百症赋》：痃癖兮冲门血海强。

二、《席弘赋》：男子痃癖三里高。

三、《玉龙赋》：期门大敦，能治坚痃疝气。

第三十一节 伛偻门

《玉龙赋》：风池绝骨而疗乎伛偻，人中曲池可治其痿伛。

第三十二节 痿痹门

一、《席弘赋》：冷风冷痹疾难愈，环跳腰俞针与烧。

二、《玉龙赋》：人中曲池可治其痿伛。

三、《通玄指要赋》：冷痹肾败，取足阳明之土(三里)。

四、《玉龙歌》：

浑身疼痛疾非常，不定穴中细审详，

有筋有骨须浅刺，灼艾临时要度量。

五、《杂病穴法歌》：冷风湿痹针环跳，阳陵三里烧针尾。

六、《肘后歌》：风痹痿厥如何治，大杼曲泉真是妙。

七、《长桑君天星秘诀歌》：冷风湿痹针何处，先针环跳次阳陵。

八、《马丹阳天星十二穴治杂病歌》：委中，风痹复无常。

第三十三节 转筋门

一、《灵光赋》：承山转筋并久痔。

二、《通玄指要赋》：转筋而痛，泻承山而在早。

三、《胜玉歌》：两股转筋承山刺。

四、《杂痫穴法歌》：脚若转筋眼发花，然谷承山法自古。

五、《马丹阳天星十二穴治杂病歌》：

1. 承山，霍乱及转筋。

2. 昆仑，转筋腰尻痛。

第三十四节　疝 气 门

一、《百症赋》：大敦照海，患寒疝而善蠲。

二、《席弘赋》：

1. 大杼若连长强寻，小肠气痛即行针。

2. 若是七疝小腹痛，照海阴交曲泉针，
又不应时求气海，关元同泻效如神。

3. 小肠气撮痛连脐，速泻阴交莫在迟，
良久涌泉针取气，此中玄妙少人知。

三、《玉龙赋》：

1. 大敦去疝气。

2. 期门大敦，能治坚痃疝气。

四、《灵光赋》：大敦二穴主偏坠。

五、《通玄指要赋》：稽夫大敦去七疝之偏坠，王公谓此。

六、《玉龙歌》：

1. 七般疝气取大敦，穴法由来指侧间，
诸经具载三毛处，不遇师传隔万山。

2. 肾强疝气发甚频，气上攻心似死人，
关元兼刺大敦穴，此法亲传始得真。

七、《胜玉歌》：

1. 小肠气痛归来治。

2. 灸罢大敦除疝气。

八、《杂病穴法歌》：七疝大敦与太冲。

九、《肘后歌》：阴核发来如升大，百会妙穴真可骇。

十、《长桑君天星秘诀歌》：

1. 如是小肠连脐痛，先刺阴陵后涌泉。

2. 小肠气痛先长强，后刺大敦不要忙。

十一、《马丹阳天星十二穴治杂病歌》：太冲，七疝偏坠肿。

第三十五节 痔漏门

一、《百症赋》：商丘痔瘤而最良。

二、《玉龙赋》：

1. 二白医痔漏。

2. 长强承山灸痔最妙。

三、《灵光赋》：承山转筋并久痔。

四、《玉龙歌》：

1. 痔漏之症亦可憎，表里急重最难禁，
 或痛或痒或下血，二白穴在掌后寻。

2. 九般痔漏最伤人，必刺承山效若神，
 更加长强一穴是，呻吟大痛穴为真。

五、《胜玉歌》：痔疾肠风长强欺。

六、《肘后歌》：五痔原因热血作，承山须下病无踪。

七、《马丹阳天星十二穴治杂病歌》：承山、痔疾大便难。

第三十六节 遗精门

一、《百症赋》：针三阴与气海，专司白浊久遗精。

二、《玉龙赋》：心俞肾俞，治腰肾虚乏之梦遗。

三、《玉龙歌》：

胆寒由是怕惊心，遗精白浊实难禁，
夜梦鬼交心俞治，白环俞治一般针。

四、《胜玉歌》：遗精白浊心俞治。

第三十七节 淋病门

一、《百症赋》：

1. 针三阴与气海，专司白浊久遗精。

2. 且如肓俞横骨泻五淋之久积。

二、《席弘赋》：气海专能治五淋，更针三里随呼吸。

三、《灵光赋》：气海血海疗五淋。

四、《玉龙歌》：

胆寒由是怕惊心，遗精白浊实难禁，

夜梦鬼交心俞治，白环俞治一般针。

五、《胜玉歌》：遗精白浊心俞治。

六、《杂病穴法歌》：五淋血海男女通。

第三十八节　带下门

一、《百症赋》：带下产崩，冲门气冲宜审。

二、《玉龙赋》：赤白带下，求中极之异同。

三、《玉龙歌》：

妇人赤白带下难，因虚败不能安。

中极补多宜泻少，灼艾还须着意看。

第三十九节　大便门

一、《百症赋》：

1. 刺长强与承山，善主肠风新下血。

2. 脱肛趋百合尾翠之所。

3. 外丘收乎大肠。

二、《席弘赋》：

1. 大便闭涩大敦烧。

2. 腰连胯痛大便急，必于三里攻其隘。

三、《玉龙赋》：

1. 照海支沟，通大便之秘。

2. 肚痛秘结，大陵合外关与支沟。
四、《灵光赋》：大小肠俞大小便。
五、《玉龙歌》：
1. 若是胁痛并闭结，支沟奇妙效非常。
2. 大便闭结不能通。照海分明在足中，
更把支沟来泻动，方知妙穴有神功。
3. 脾泄之症别无他，天枢二穴刺休差，
此是五脏脾虚疾，艾火多添病不加。
六、《胜玉歌》：
1. 腹痛闭结支沟穴。
2. 肠鸣大便时泄泻，脐旁二寸灸天枢。
七、《杂病穴法歌》：
1. 汗吐下法非有他，合谷内关阴交杵。
2. 大便虚秘补支沟，泻足三里效可拟。
热秘气秘先长强，大敦阳陵堪调护。
八、《马丹阳天星十二穴治杂病歌》
承山，痔疾大便难。
九、《行针指要歌》
或针结，针着大肠泻水穴（二间）。

第四十节 小便门

一、《标幽赋》：刺偏历利小便，医大人水蛊。
二、《百症赋》：小便赤涩，兑端独泻太阳经。
三、《席弘赋》：小便不禁关元妙。
四、《玉龙赋》：老者便多，命门兼肾俞而着艾。
五、《灵光赋》：大小肠俞大小便。
六、《玉龙歌》：
肾败腰虚小便频，夜间起止苦劳神，

命门若得金针助，肾俞艾灸起遭迍。

七、《胜玉歌》：肾败腰痛小便频，督脉两旁肾俞除。

八、《杂病穴法歌》：小便不通阴陵泉，三里泻下溺如注。

第四十一节　妇女门

一、《百症赋》：

抑又论妇人经事改常，目有地机血海，女子少气漏血，不无交信合阳。带下产崩，冲门气冲宜审，月潮违限，天枢水泉细详。……无子搜阴交石关之乡。

二、《席弘赋》：

1. 但向乳根二肋[①]间，又治妇人生产难。

2. 妇人心痛心俞穴。

三、《灵光赋》：

足掌下去寻涌泉，此法千金莫妄传。

此穴多治妇人疾，男蛊女孕两病痊。

四、《通玄指要赋》：文伯泻死胎于阴交，应针而陨。

五、《玉龙歌》：

妇人吹乳痛难消，吐血风痰稠似胶，

少泽穴内明补泻，应时神效气能调。

六、《胜玉歌》：阴交针入下胎衣。

七、《杂病穴法歌》：

妇人通经泻合谷，三里至阴催孕妊，

死胎阴交不可缓，胞衣照海内关寻。

第四十二节　小儿门

一、《杯幽赋》：泻阴郄止盗汗，治小儿骨蒸。

① 肋：原为“助”，据《针灸大成·卷二·席弘赋》(明代杨继洲原著，靳贤补辑重编，黄龙祥整理．针灸大成[M]．北京：人民卫生出版社．2012：58)改。

二、《百症赋》：脐风须然谷而易醒。

三、《席弘赋》：小儿脱肛患多时，先灸百会及尾闾。

四、《玉龙赋》：印堂治其惊搐。

五、《玉龙歌》：孩子慢惊何可治，印堂刺入艾还加。

六、《胜玉歌》：更有天突与筋缩，小儿吼闭自然疏。

七、《杂病穴法歌》：小儿惊风刺少商，人中涌泉泻莫深。

八、《马丹阳天星十二穴治杂病歌》：太冲，能医惊痫风。

跋：缺。

缅怀针灸先辈张善忱老师

著名针灸先辈张善忱老师离开我们三十多年了。缅怀张老师涉足医林三十余年，为中医针灸事业的传承与发展所付出的一腔热血，足以令海内外针灸同仁赞叹不已。张善忱老师在世时在全国中医针灸界备受广大针灸同仁之爱戴和尊敬，曾被誉为20世纪80年代我国针灸界最年轻的副教授。1983年11月8日张老师不幸病逝，年仅52岁，英年早逝，实属中国针灸界的一大损失。

我原为山东中医学院针灸系的一名教师，有幸和张老师共事并向张老师学习。张善忱为人师表，酷爱针灸教学。张老师和蔼可亲，讲课带有浓重的济阳口音，讲课深入浅出，引人入胜。他常对初学者说："学会针灸不难，但真正入门却并非易事。一定要首先认真学习针灸有关经典古籍，牢固掌握针灸学的理论基础，广取针灸各家学说之精华，在临床实践中不断体验，才能真正成为一名手到病除的针灸良医。"对年轻教师，他不仅毫无保留地言传身教，而且鼓励他们热爱针灸教学，从备课、讲课到考核、带教都一丝不苟，尽心尽职。对每道考题，都亲自做细致的审核，连标点符号都要确保准确无误，青年教师深为他的敬业与勤勉而感动，也激励着他们在之后二十多年的教学生涯中以张老师为榜样，努力做好一名学生的良师益友。

精研古籍，博采众长，致力针灸传承

张老师非常注重对针灸学基础理论及经典著作的研究，且付诸于临床实践中加以验证。并对针灸古籍中所述理论及各种针刺手法潜心钻研，颇具创见。这些均可体现于他所参与编写的《黄帝内经素问校释》《内经针灸类方语释》《针灸甲乙经腧穴重辑》等价值非凡的书籍中。张老师尤其对《针灸大成》一书研究透彻，非常推崇。《针灸大成》系明代针灸学家杨继洲先生编辑而成。其中不仅记载了《内经》《难经》中的针灸学术基本理论和针灸治疗方法，还辑录并总结了杨氏以前直至明初历代医家的针灸学术思想及临床各种手法之荟萃。张老师从《针灸大成》中博取众家之长，极为尊崇杨继洲先生所创之针刺“下手八法”，即“揣，爪，搓，弹，摇，扪，循，捻”，认为针刺之所以能产生“补其不足，泻其有余，调其虚实”的治疗效果，是凭借机体内在的机能反应，在针刺“得气”的基础上，运用针刺手法才能获得。张老师从事针灸三十余载，遵循古籍，灵活运用，指导临床实践，常以多种手法结合使用，功绩卓著，临床疗效非凡。在他同辈及后学者中声望甚高。说到《针灸大成》不免勾起一段酸楚的回忆。

一九八三年秋，浙江省中医学会针灸学会在金华市举办“杨继洲学术思想讨论会”（因杨继洲先生系浙江衢县人，今属近金华一带）。张老师作为全国知名针灸专家被特邀出席会议。但当时张老师已重病缠身。他手持一纸写好的探讨《针灸大成》学术思想的提纲，把我叫到他的病床边，让我按他的提纲写一篇文章，并代表他去金华参加会议。我当时既感到受宠若惊，但毕业还不满一年，从未对《针灸大成》一书细读过，心里直感忐忑不安。望着张老师信任与鼓励的目光，我答应了张老师，然后花了两天的时间，遵照张老师指教，写了一篇“浅谈《针灸大成》学术思想”。我再次来到张老师病床边，他勉强支撑着病躯坐起来，审阅了我写的文章，露出了满意的微笑。并叮咛我一定将研讨会的情况带回给他。我告别了张老师，踏上了去金华的旅途。应邀参会的还有来自上海、江西、安徽、福建、天津、黑龙江等地的针灸知名专家。我也有幸结识了针灸经络学研究精英孟昭威教授、浙江针灸研究所所长楼百层先生、上海中医学院李鼎教授等老一辈针灸专家。在他们中间，深感渺小无知的我充分领略到了国家级针灸元老的大师风范，他们深厚的理论根基和丰富的临床治验以及对针灸事业的热爱与执着使我备受感动。也坚定了我学好针灸、传承和发展针灸事业的意志。三天后，我满载收获并带着各位前辈们对张老师的亲切问候匆匆踏上归程。返回后却惊闻噩耗，在我离开后的第二天张老师已永远离开了我们。我连张老师的追悼会都未赶上，内心极为难过并留下了永久的遗憾。张老师为中医针灸事业工作直至生命的最后一息。

选穴精炼，针灸并重，灸法亦分补泻

张老师在针灸临床中，尤其强调首先要明阴阳，所谓“阴阳者，造化之枢纽，人类之根柢”。且病以人殊，治以疾异，取穴更需精当，掌握选穴要领至关重要。正如杨继洲先生在《针灸大成》中所述“不得其要，虽躯穴之多，亦无以济人；苟得其要，则虽会通之简，亦足以成功”张老师一贯认为，临症取穴时，应在可能的范围内，力争做到精简疏针，防止多针滥刺，以确保患者既不气泄伤正，又可免受不必要的痛苦。张老师所使用的典型的独穴疗法如素髎缓解痛经，水泉治疗中风后遗症，口角流涎不止等，在临床中常常收到立竿见影之效果。

张老师也特别重视在针灸临床中使用艾灸的重要性。即“针所不为，灸之所宜”。艾灸具有调和气血，温通经络之功，并有其一定的适应范围和禁忌，且艾灸与针刺一样，亦有补泻之分。《灵枢·背腧》中即有所载：“气盛则泻之，虚则补之。以火补之者，毋吹其火，须自灭也。以火泻者，疾吹其火，传其艾，须其火灭也”。杨继洲在《针灸大成》中进一步阐述道：“以火补者，毋吹其火，须待自灭，即按其穴。以火泻者，速吹其火，开其穴也。”张老师在临床中，将《内经》与《针灸大成》之艾灸补泻法有机地结合起来，解释为：艾灸补法，火力宜温和，不要吹艾火，时间要长，待艾火自行烧完为止，然后按压穴位；艾灸泻法，火力宜猛，时间要短，要吹火助燃，加重火力，以促艾火迅速燃烧，熄灭，不按压穴位。张老师认为，针灸临床中，医者在明阴阳，辩八纲，识脏腑之虚实后，除选穴行针外，艾灸补泻的实施，对增强疗效具有重要意义。

高瞻远瞩，预测未来，弘扬中医针灸

古老的中国针灸早在几百年前就曾在海外有所传播。但在美国经历了七十年代初期一度震撼了现代医学领域之后，七十年代末和八十年代初相对转入低潮。尽管在中国七八十年代的新闻消息中，关于美国等西方国家之“针灸热”的报道极为稀少，张老师凭借他敏锐的洞察力，已经预测到“针灸热”将会在海外再度升温，中医针灸定将在不远的将来在国外得到发展与普及。他经常不断地鼓励我们年轻教师，学好英语，争取到国外去讲学，让传统中医针灸这一东方瑰宝走向世界各地。

1988 年底，我踏上了美国这片陌生的土地。张老师振兴、弘扬中医针灸于海外的遗愿时时都在鞭策着我为继承和发展中医针灸事业而努力工作。二十多年来，在做好教学与临床的同时，我也作为志愿者积极参与了佛罗里达州州政府针灸委员会、佛州中医学会、全美国家针灸和东方医学医师资格认证委员会董事会及考试委员会的工作。繁忙的社会活动虽然占用了我许多临床工作及业余时间，但我为能对中医针灸在美国的发展及步入主流医学贡献一份微薄之力而深感自豪。过去的三十年间，海外中医针灸在无数同道们的共同努力下已稳步走向规范系统化，中医针灸的受益者更是成千上万。虽然未能亲眼见证今日中医针灸在海外的兴旺与发展，但张老师在天之灵一定会无比欣慰的。中医针灸之火炬定会在海内外越燃越旺，吾辈与中医针灸同仁一定会为中医针灸事业之传承与发展而不懈努力，使其造福全人类。

徐宗兰

2016 年元月于美国